ブラキシズム
完全読本

編著 馬場一美

著 西山 暁・宮脇正一

医歯薬出版株式会社

This book is originally published in Japanese
under the title of :

BRUXISM KANZEN DOKUHON
（Bruxism）

Editor :

BABA, Kazuyoshi
　Showa Medical University
　Dean, School of Dentistry
　Professor and Chair, Department of Prosthodontics

© 2025 1st ed.

ISHIYAKU PUBLISHERS, INC.
　7-10 Honkomagome 1 chome, Bunkyo-ku,
　Tokyo 113-8612, Japan

はじめに

　医療の進歩，公衆衛生の改善，生活習慣の向上により，我が国の平均寿命は延び続けている．2023年のデータによれば，男性は81.1歳，女性は87.1歳である．また，75歳時点での平均余命は，男性で12.1年，女性で15.7年である．このような状況を踏まえ，医療の目的は単なる長寿の実現から，長くなった人生をより良く生きること，すなわち健康寿命の延伸へと大きくシフトしている．

　口腔健康の維持は，生命活動に欠かせない栄養摂取を支えるだけでなく，食べる楽しみや見た目の向上，さらに歯や歯周組織の痛みへの対応といった生活の質を支える重要な要素である．口腔健康を良好に保つためには，適切なプラークコントロールと顎口腔系に生じる力への対応，すなわちフォースコントロールが不可欠である．プラークコントロールについては広く認知されているが，フォースコントロールについては十分に理解されていないのが現状である．

　覚醒時や睡眠時には機能的運動以外にも一定の咀嚼筋活動がみられるが，基本的にはほとんどの時間で咀嚼筋は安静状態にあり，上下顎歯列の間には安静空隙が存在する．すなわち，歯は接触していない．しかし，さまざまな要因によって咀嚼筋活動が亢進すると下顎が挙上され，歯の接触が生じる．ブラキシズムの発生メカニズムについては多くの研究が進められ，科学的に解明されつつある．これに伴い，診断や治療に関する知見も着実に蓄積されてきた．

　臨床では，こうした知見をもとにブラキシズムに対応する必要がある．その際に重要なのは，ブラキシズムは発生状況，すなわち覚醒時と睡眠時とで発症機序が明確に異なることであり，それぞれに適した対応が必要であるという点である．そこで本書では，睡眠時ブラキシズムと覚醒時ブラキシズムを明確に区別し，後者については我が国随一の臨床経験をお持ちの西山先生（東京科学大学）にご執筆いただき，それぞれを独立した章として取り上げた．これにより，両者について合理的に対応する方法を学び，包括的なフォースコントロールを習得できる構成としている．

　また，小児の睡眠時ブラキシズムについては多くの問い合わせが寄せられている．このトピックに関するエビデンスは限られており，十分な答えを提供することが難しい現状であるが，当該領域の第一人者である宮脇先生（鹿児島大学）に矯正治療との関連も含めて系統的に取りまとめていただいた．

　本書が，国民の健康増進に尽力する医療関係者の皆さまのお役に立つことを心より願っている．

馬場一美

目次 Contents

はじめに 3

CHAPTER I　ブラキシズムとは

1 プラークコントロールとフォースコントロール 10

2 ブラキシズムを知っていますか？　睡眠時 vs 覚醒時 12

3 なぜ，ブラキシズムが注目されるのか？ 14

CHAPTER II　押さえておくべき基礎知識

1 病態生理とリスクファクター① 睡眠時ブラキシズム 18

    1　ノンレム睡眠とレム睡眠

    2　一過性の覚醒，マイクロアローザル

    3　睡眠時ブラキシズムとマイクロアローザルの関係

    4　睡眠時ブラキシズムのリスクファクター

    Column1　睡眠時ブラキシズムと遺伝子多型

    5　リスクファクターを整理する

    Column2　睡眠衛生指導とは

2 病態生理とリスクファクター② 覚醒時ブラキシズム 27

    1　覚醒時ブラキシズムの発生に関連する生理的メカニズム

    2　覚醒時ブラキシズムに関連するリスクファクター

3 ブラキシズムの種類① 睡眠時ブラキシズム 31

    1　1次性と2次性・医原性睡眠時ブラキシズム

    2　グラインディングとクレンチング

4 ブラキシズムの種類② 覚醒時ブラキシズム 33

    1　病態による分類

    2　原因による分類

CHAPTER Ⅲ　為害作用とそのメカニズム

1　睡眠時ブラキシズムに関連する顎口腔系のバイオメカニズム ･･･････････ 46
1　咬頭嵌合位におけるクレンチング
2　側方咬合位におけるクレンチング
3　グラインディング
Column3　咬耗はグラインディングに対する適応か?!

2　為害作用① 睡眠時ブラキシズム ････････････････････････････････････ 52
1　歯，歯冠修復物，歯根，歯周組織に対して
Column4　モノリシックジルコニア
2　インプラントに対して
3　欠損歯列患者
4　咀嚼筋・顎関節に対して
5　睡眠同伴者に対する影響
Column5　顎関節症と睡眠時ブラキシズム

3　為害作用② 覚醒時ブラキシズム ････････････････････････････････････ 63
1　顎関節症への影響
2　歯周病への影響
3　歯髄への影響
4　歯根膜への影響
5　義歯床下粘膜への影響
6　歯冠・歯根および補綴装置に対する影響
7　インプラントへの影響
8　睡眠時ブラキシズムと覚醒時ブラキシズムの為害作用の違い

CHAPTER Ⅳ　エビデンスに基づく診断

1　評価と診断① 睡眠時ブラキシズム ･･････････････････････････････････ 78
1　問診と診査による臨床診断
2　ウェアラブル筋電計による診断
3　リスクファクターの評価と睡眠時ブラキシズムの分類

2　評価と診断② 覚醒時ブラキシズム ･･････････････････････････････････ 92
1　Possible Awake Bruxism（Pos-AB）の診査
2　Probable Awake Bruxism（Prob-AB）の診査

3　Definite Awake Bruxism（Def-AB）の診査

4　覚醒時ブラキシズムの診断

CHAPTER V　対応・治療

1　睡眠時ブラキシズムへの対応① リスクファクター・・・・・・・・・・・・・・・・・・・・・・・・・・104

1　1次性（原発性）睡眠時ブラキシズム

2　2次性・医原性睡眠時ブラキシズム

2　睡眠時ブラキシズムへの対応② スプリント療法・・・・・・・・・・・・・・・・・・・・・・・・・・112

1　短期的抑制効果

Column6　スプリントの短期的抑制効果の活用

2　スプリントによる力のコントロール

3　スプリントに求められる要件

4　スプリントの種類

5　スプリントによる挙上量

6　スプリント療法を用いた睡眠時ブラキシズム管理

7　スプリント療法の注意点

Column7　新たな治療装置の開発

Column8　スプリント装着および振動フィードバック刺激による
　　　　　睡眠時ブラキシズム持続時間の変化

3　睡眠時ブラキシズムへの対応③ 夜間用義歯（Night Denture）・・・・・・・・・・・128

1　夜間用義歯とは

2　夜間用義歯の形態

3　夜間用義歯使用の際の注意点

4　睡眠時ブラキシズムへの対応④ マテリアル選択・・・・・・・・・・・・・・・・・・・・・・・・・・135

1　支台築造（コア）材料の選択

2　セラミックスの選択

3　注意すべき点

Column9　認知行動療法は有効か?

5　覚醒時ブラキシズムへの対応・・・142

1　行動変容法

Column10　バイオフィードバックシステムを用いた覚醒時ブラキシズムのコントロールの有効性

2　歯科的対応

  3　医科への対診
 Column11　覚醒時ブラキシズムコントロールによる睡眠時ブラキシズム抑制効果は？
 Column12　ジストニア・ジスキネジア

6 小児のブラキシズムへの対応 ……………………………………………… 155
  1　概要
  2　ブラキシズムの頻度
  3　ブラキシズムの関連因子
  4　ブラキシズムの治療・管理の方法
  5　歯科医師が押さえておくべき重要なポイント

7 矯正治療中のブラキシズムへの対応 ………………………………………… 164
  1　不正咬合と睡眠時ブラキシズムとの関連
  2　矯正装置がブラキシズムに及ぼす影響
  3　矯正治療中のブラキシズム患者への対応
  4　歯科医師が押さえておくべき重要なポイント

おわりに ……………………………………………………………………………… 170
索引 …………………………………………………………………………………… 171
編著者一覧 …………………………………………………………………………… 174

本書では，以下のように節ごとにテーマカラーを設定しています．

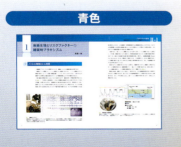

青色

睡眠時ブラキシズムに
関連するトピックス

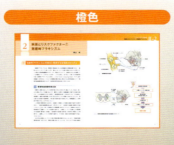

橙色

覚醒時ブラキシズムに
関連するトピックス

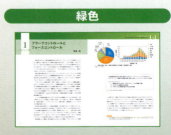

緑色

睡眠時・覚醒時ブラキシズムに
共通するトピックス

その他のトピックス

What is bruxism ?

CHAPTER I

ブラキシズムとは

1 プラークコントロールと フォースコントロール

馬場一美

　我が国ではすでにう蝕や歯周病予防のためのプラークコントロールの重要性について広く理解され，国民の多くの口腔衛生状態は良好である．一方で力の問題，つまりブラキシズムに代表される口腔内に生じる力の為害作用については十分な理解が得られているとはいえない．その1つの大きな原因としてう蝕や歯周病の原因はプラークや歯石といった目にみえるものであるのに対して，「力」を可視化することはできない，直接目でみることができないことがあげられる．

　高度な歯科治療を受けてプラークコントロールができていても，ブラキシズムを見逃し適切な対応ができてないと口腔健康状態を良好に保つことはできない．また，歯科治療の良好な予後を担保することもできない．歯磨きをしっかりしているのに，修復物がかける，外れるといった経験をされる患者はめずらしくない．

　ブラキシズムとは咀嚼や嚥下，呼吸，会話など，目的がはっきりとした機能的運動と異なり，その目的がはっきりとしない，非機能的運動であり，多くの場合，咬合接触を伴う咀嚼筋活動が高頻度で生じる状態の総称である．ブラキシズムは覚醒時，睡眠時，いずれの状態でも行われるが，覚醒時に行われるものを覚醒時ブラキシズム，睡眠時に行われるものを睡眠時ブラキシズムと呼ぶ．

　こうした非機能的運動に伴って生じる力が正常な機能時に生じる力に積み重なり，顎口腔系に生じる「力の総和」が生体の「許容レベル」を超えると，歯の著しい摩耗や破折，歯周病の悪化，インプラントのトラブル，義歯の痛み，顎関節症といった，さまざまな問題の原因となる．

　我が国の国民が歯を失う3大原因は歯周病，う蝕，破折であることが報告されている．歯の喪失は40歳代後半から増えはじめ，70歳代までに平均12.5本の歯を喪失するが，この年齢層の抜歯原因はほとんどが破折，歯周病である[1]（図1）．破折の最大の原因は力であり，これは，プラークコントロールができていても防ぐことはできない．歯周病の原因はプラークであるが，ブラキシズムもその悪化因子である．つまり，中高年層のブラキシズムは歯の喪失を防ぐという意味からも大きな注意が必要である．

　歯科医師には，健康な口腔を維持するためには力の問題，ブラキシズムについて理解し，必要に応じて適切に対応するための知識と技能が求められるのである．つまりプラークコントロールだけでなくフォースコントロールという概念を理解し，それを実践する

I-1 ブラキシズムとは
プラークコントロールとフォースコントロール

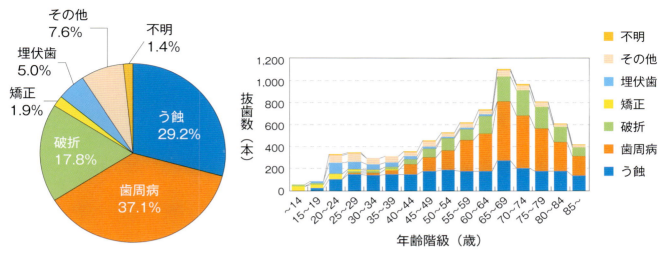

図1 抜歯の主原因（全体）と抜歯の主原因別にみた抜歯数（年齢階級別，実数）
（文献1）より引用）

口腔健康状態を良好な状態で維持するためには，プラークコントロールのみならず力＝「フォース」に関連する問題を把握し適切に対応＝「コントロール」することが必要

フォースコントロール：
1. 口腔内に生じている力，ブラキシズム・レベルの評価・診断
2. ブラキシズム制御のための対応
3. ブラキシズムの影響を最小化するための対応

図2 フォースコントロールとは

責務がある．フォースコントロールというのは我々が作った造語だが，「フォース」＝「力」を制御するという意味である．まず，口腔内に生じている力，つまりブラキシズム・レベルを評価・診断し，必要に応じてブラキシズム制御のための対応を行う．制御できない場合にはブラキシズムの影響を最小化するための対応を行う（図2）．具体的な対応法についてはCHAPTER Ⅳ，Ⅴに詳細にまとめた．

参考文献

1) 8020推進財団．第2回 永久歯の抜歯原因調査報告書．2018．https://www.8020zaidan.or.jp/pdf/Tooth-extraction_investigation-report-2nd.pdf

2 ブラキシズムを知っていますか？睡眠時 vs 覚醒時

馬場一美

　前述したように，ブラキシズムは睡眠時ブラキシズムと覚醒時ブラキシズムに分けられる（図1）．睡眠時ブラキシズムは，睡眠障害国際分類第3版により，睡眠関連運動障害に分類され，「睡眠中に発生する歯ぎしりや噛みしめを特徴とした反復性の咀嚼筋活動」と定義される[1]．ここで重要なのは，睡眠時ブラキシズムが「過度の覚醒活動」，つまり睡眠中に生じる「微小覚醒」と呼ばれる睡眠が浅くなる現象に伴われて生じる運動障害ということである．したがって睡眠時ブラキシズムの病態を理解するうえで「睡眠」についての知識が必要となる．また，臨床的には歯ぎしり音を伴ってリズミカルな顎の運動を伴う「グラインディング」と食いしばりを主体とした「クレンチング」に大別される．グラインディングは歯ぎしり音を伴い歯の咬耗を引き起こすが，クレンチングはそういった臨床徴候を伴わない．覚醒時ブラキシズムには日中クレンチングや日中歯牙接触癖，いわゆる TCH（Tooth Contacting Habit）が含まれる[2]．日中クレンチングは比較的強い力を伴い，運動や力仕事をするとき，緊張したときやストレスに反応して行われることが多く，TCH は歯を接触させることが習慣化している状態で，弱い力で長時間行われるのが特徴である．無意識の場合が多いが，意識的に長時間歯を接触させる患者もあり，歯を接触した状態が正常であると考えている患者も多い．

　正常であれば睡眠中であっても覚醒時であってもほとんどの時間，歯は接触してない．たとえば日中の歯の接触時間を測定した研究によると，通常は食事中の咬合接触を含めても10〜20分程度である[3]．それ以外の時間は上下の歯の間には安静空隙といわれる空隙があり，歯は接触してない．唇は閉じていても歯は離れているのが正常な状態である．何らかの原因で歯を接触し続ける習癖（TCH）ができてしまい，それが2時間，3時間と続き，長時間歯を接触させるようになることは稀ではない．強い力で噛んでいなくてもこれだけ長い時間，歯の接触が生じるとさまざまな臨床的な問題を引き起こす．睡眠時ブラキシズムについては TCH ほど長時間続くことは稀だが，一般に強い力を伴って歯の接触が生じる．覚醒時に発揮できる最大咬合力を超えた力を伴うような強力な噛みしめが行われることもある．

ブラキシズムとは
ブラキシズムを知っていますか？睡眠時 vs 覚醒時 I-2

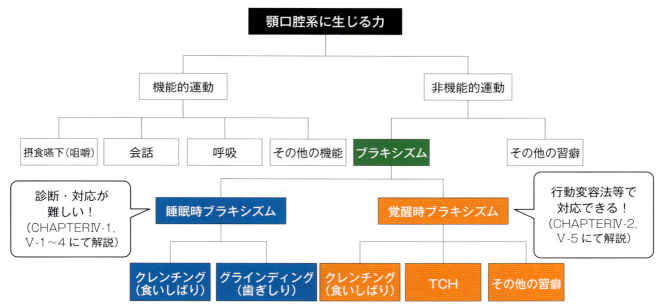

図1 顎口腔系に生じる力
ブラキシズムは非機能的運動の1つであり，睡眠時ブラキシズムと覚醒時ブラキシズムとに大別される．

　以上，述べてきたようにブラキシズムは睡眠中に行われる睡眠時ブラキシズムと，覚醒中の覚醒時ブラキシズムに分けられ，両者は病態，診断，対応のいずれもが異なるため，明確に区別して捉える必要がある．病態については，睡眠時ブラキシズムのほとんどで睡眠が浅くなる微小覚醒に伴われ生じるのに対して，覚醒時ブラキシズムについては，特定の生理的変化に関連して発生するといった報告はない．対応法については，睡眠時ブラキシズムは睡眠中に生じる現象のため，確実に抑制することは不可能であるが，覚醒時ブラキシズムは覚醒中に生じるので，理論的には患者自身が止めることができる．そのため前者は，過大な力から顎口腔系を護ることを中心とした対応となり，後者は行動変容法等により行動を止めることを目的とした対応となる．本書ではブラキシズムの評価，診断，対応法について睡眠時ブラキシズムと覚醒時ブラキシズムそれぞれ別途解説している（CHAPTER IV，V参照，図1）．

参考文献

1) Sateia MJ. International classification of sleep disorders-third edition : highlights and modifications. Chest. 2014 ; 165 : 1387-94.
2) Lobbezoo F et al. International consensus on the assessment of bruxism : Report of a work in progress. J Oral Rehabil. 2018 ; 45 : 837-44.
3) Graf H. Bruxism. Dent Clin North Am. 1969 ; 13 : 659-65.

3 なぜ，ブラキシズムが注目されるのか？

馬場一美

　歯の接触は咀嚼など，生きるために必要な機能に伴われる現象である．ヒトにおいてなぜ非機能的な咬合接触が認められるのかについては不明であるが，その頻度に差こそあれ，ほとんどのヒトに認められる現象である．これは他の動物においても同様である．問題はそれらの強度と持続時間である．顎口腔系に生じるさまざまな力は積み木のように蓄積され，それらの合計が生体の抵抗力を超えず許容範囲内であれば臨床的な問題にならない（図1A）．しかし前述したように，力の総和が生体の許容量を超えてしまうと問題となる（図1B）．

　ここで，注意すべきなのは生体の抵抗力，許容レベルも変化するということである．たとえば歯の機械的強度は加齢とともに低下する．また，残存歯質の量が少なくなると歯根破折が起こりやすくなる．抜髄されて失活歯となると多くの残存歯質を失う．ほとんどの歯根破折が失活歯で起こるのはそのためである．歯科材料についても審美領域に多用されるポーセレンは透明度が高く審美的だが機械的強度が不足しているため破折しやすい．残存歯数が減るとブラキシズムの力が残存歯に集中して問題が生じやすくなる．睡眠時ブラキシズムは多くの場合，歯を失っても変わらず行われ，その力が残存した咬合接触している歯に集中し，咬耗が過度に進行したり，歯根破折の原因となるのである．咬合接触が失われてもブラキシズムが続くこともめずらしくない．つまり，ブラキシズムのレベルが変化しなくても，加齢，歯の失活，歯の喪失などで生体の抵抗力・許容レベルが低下すると臨床的な問題が生じる可能性が高くなるのである（図1C）．この点は超高齢社会に突入した我が国においては非常に重要である．高齢者の口腔健康状態，誤嚥性肺炎等も含めた全身健康状態を良好に維持するために，プラークコントロールが重要であることに疑いの余地はない．しかし，ブラキシズムの為害作用は，高齢者のほうがより重篤な問題を惹起する可能性が高いため，我々歯科医師は，高齢者を対象としたフォースコントロールの重要性を認識する必要がある．こうした背景から，本書では，補綴歯科的な視点から欠損歯列への対応についても解説した（CHAPTER V 参照）．

ブラキシズムとは
なぜ，ブラキシズムが注目されるのか？ I-3

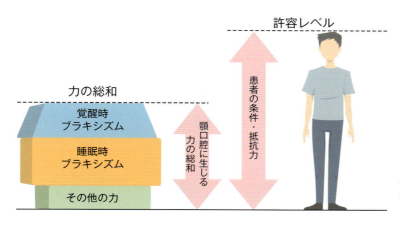

A：ブラキシズムが認められても顎口腔系に生じる力の総和が患者の抵抗力を超えなければ臨床的に問題とはならない．

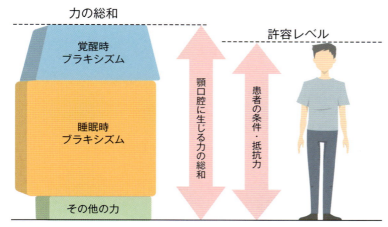

B：ブラキシズムが高頻度あるいは強い力を伴って行われ，顎口腔系に生じる力の総和が患者の抵抗力を超えてしまうと，さまざまな臨床的問題が生じる．

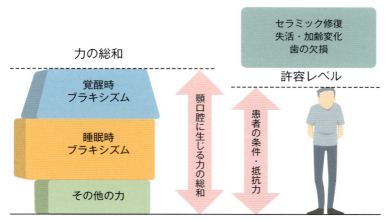

C：顎口腔系に生じる力の総和に変化はなくても，残存歯が失活歯となったり歯の欠損により患者の抵抗力が低下するとさまざまな臨床的問題が生じる．

図1　力の総和と生体の抵抗力の関係

The basics of bruxism

CHAPTER II

押さえておくべき基礎知識

1 病態生理とリスクファクター①
睡眠時ブラキシズム

馬場一美

1 ノンレム睡眠とレム睡眠

睡眠時ブラキシズムを理解するうえで，睡眠についての基礎知識は必須である．

睡眠は「レム睡眠」と「ノンレム睡眠」の2種類に分けられ，ノンレム睡眠はさらに睡眠の深さによって3段階（睡眠段階1～3：N1～N3）に分けられる．当然であるが睡眠中も生理的な活動は維持されており，睡眠段階によりその活動性は異なる．

特に脳波は睡眠が深くなるにつれて変化するので，脳波を用いて睡眠段階が判定される（図1）．具体的には周波数8～13Hzの律動的な脳波であるα波が50%以上であれば覚醒，未満であればN1，紡錘波かK複合波が出現すればN2，周波数0.5～2Hz，振幅75μV以上の徐波の区間が20%以上を占めるとN3と判定される．N1では外部刺激に対する応答性は保たれており半醒半睡の段階である．N2では外部刺激への応答

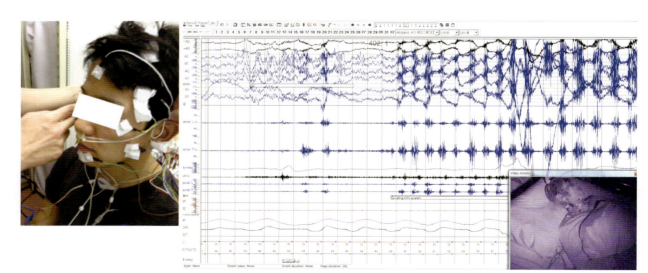

図1　睡眠ポリグラフ
睡眠段階の判定には睡眠ポリグラフによる終夜測定が行われる．脳波や眼電図，心電図，筋電図などの多チャンネル同時測定を行い，睡眠段階の判定のみならず，睡眠中のさまざまな生理学的活動を評価できる．睡眠時ブラキシズムは咬筋から導出される筋電図を指標に判定される．

性が低下しており，この段階が一定時間持続すると睡眠感を得ることができる．N3では外部刺激への応答性は極端に低下しており目覚めにくく目覚めても眠気が強い．N3はすべての睡眠段階の中で最も深い睡眠である．

入眠すると，浅いノンレム睡眠（N1）から徐々に深いノンレム睡眠（N3）へと移行し，その後，睡眠が浅くなり入眠から1時間程度経過するとN1と同様の脳波が現れるが，N1と異なり骨格筋や抗重力筋の筋緊張が著しく低下し，急速眼球運動（Rapid Eye Movement：REM）が散発して認められる．この区間がレム（REM）睡眠である．レム睡眠の最中に起こすと80%以上の割合で夢体験が得られる．また，外部刺激に対する応答性も低下している．

前述のように入眠後N1からN3へと移行し，睡眠が浅くなりレム睡眠へと移行するが，この周期が約90分（睡眠周期）で，一晩に3～4回繰り返される．朝方に深いノンレム睡眠は減少し，レム睡眠の時間が長くなり，覚醒に至る（図2）．

睡眠は発達・加齢とともに変化し，新生児では1日の総睡眠時間が約16時間で50%がレム睡眠であるが，成人では1日の総睡眠時間が7～8時間で約20%がレム睡眠である．また，中年以降になると，深いノンレム睡眠が次第に短くなり，全体として睡眠が浅くなる．

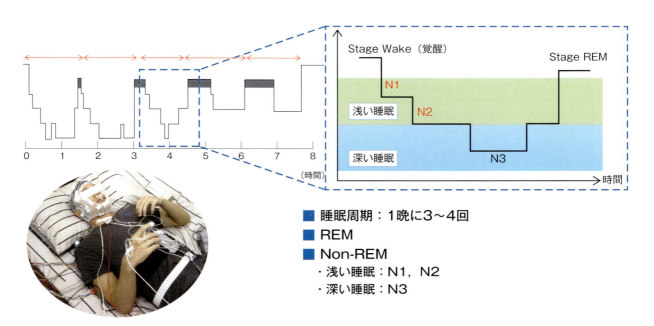

図2　**睡眠段階と睡眠周期**
睡眠はレム睡眠とノンレム睡眠に分けられ，ノンレム睡眠はさらに3段階に分けられる．ノンレム睡眠とレム睡眠は約90分で交互に出現し，睡眠周期をつくり，一晩に3～4回繰り返される．

2 一過性の覚醒，マイクロアローザル

　同じ睡眠段階にあっても，睡眠状態は 20〜60 秒程度の間隔で変化している．たとえば「目覚め」に至らない 10 秒程度の短い「一過性の覚醒」がしばしば発生するが，これを睡眠検査では「アローザル」あるいは「マイクロアローザル」と呼び，睡眠分断の指標に用いる．

　正常な睡眠でもこうした睡眠中の睡眠状態の変化は観察されるが，全体としてみると睡眠中の中枢神経系，交感神経系の活動性は抑制されており，全身の筋も弛緩している．睡眠の大きな目的である身体を休めるため，こうした抑制機能が働いていると考えられている．もちろん閉口筋も弛緩しているため，睡眠中のほとんどの時間，下顎は開口状態にあり歯は接触してない．

　この「一過性の覚醒」は，脳波活動の活発化や心拍数の急速な増加を伴い，しばしば筋の活動性が高まり体動と呼ばれる寝返りなどの運動と同時に観察される．正常睡眠でも毎時 10〜20 回程度の頻度で認められるが，正常範囲を超えて多発すると睡眠が不安定となり睡眠の質が低下するため，睡眠障害の 1 つの指標として捉えられる．

3 睡眠時ブラキシズムとマイクロアローザルの関係

　睡眠時ブラキシズムの多くは浅いノンレム睡眠（N1，N2）時に発生し（図2），レム睡眠では 10％ 程度，深いノンレム睡眠（N3）では 10％ 未満の発生頻度である．特に，睡眠周期の後半，つまり朝方に近い時間帯の浅いノンレム睡眠に多発する．この時間帯には前述のマイクロアローザルが高頻度で発生するが，70〜80％ の睡眠時ブラキシズムがこのマイクロアローザルに引き続き発生する．

　典型的な睡眠時ブラキシズムが発生するまでの流れは，発生数分前にわずかな交感神経活動が増加，副交感神経活動の低下が起こり，引き続き平均心拍数の増加，中枢神経活動の上昇が認められ，さらなる心拍や呼吸の増加があり，舌骨上筋群の活動に伴われて閉口筋の活動が生じる．その結果として上下顎の歯が接してグラインディング（歯ぎしり）やクレンチング（食いしばり）が起こり，目覚めることなく睡眠が継続する[1]．

　前述のように，マイクロアローザルは正常な睡眠でも観察され睡眠時ブラキシズム患者でなくても発生するが，閉口筋の活動，つまり睡眠時ブラキシズムが引き続き起こる頻度は低い．こうした違いが何によるのかは不明であるが，睡眠時ブラキシズムの発生に睡眠状態の変化，マイクロアローザルが関連していることは多くの研究によって実証されており[2,3]，この点を理解することは非常に重要である．

押さえておくべき基礎知識

病態生理とリスクファクター①睡眠時ブラキシズム

II−1

4 睡眠時ブラキシズムのリスクファクター

　睡眠時ブラキシズムの原因についての研究は数多く行われてきており，ストレスや薬物，遺伝などさまざまな因子の関与が示唆されているが，いまだ確定的な関連性は見出されてない．一般的には多因子性であり個人によって関わる因子も異なると考えられている．文献的に報告されているリスクファクターを以下に示す（図3）．

❶不眠症や睡眠時無呼吸症候群[4,5]，睡眠時逆流性食道炎[6]，周期性四肢運動障害[7]など，睡眠障害との関連性が報告されている．これらの疾患は併存疾患として留意する必要がある．

❷中枢神経に作用する抗うつ薬（選択的セロトニン再取り込み阻害薬／SSRI：Selective Serotonin Reuptake Inhibitors）[8]，精神刺激薬[9]など，特定の薬の服用が睡眠時ブラキシズムを悪化させることがある．

❸睡眠前の飲酒[10]，喫煙[11]，カフェイン[12]などの嗜好品の摂取が睡眠時ブラキシズムを悪化させる可能性がある．

❹心理社会学的要因，特にストレスは長きにわたり重要なリスクファクターとして捉

■ **睡眠障害・睡眠時運動関連障害（❶）**
　・睡眠時無呼吸症候群，むずむず脚症候群，周期性四肢運動障害
　・睡眠時逆流性食道炎

■ **嗜好品・薬（❷❸）**
　・カフェイン，ニコチン（喫煙），アルコール
　・抗精神病薬
　・受容体遮断薬
　・制吐剤
　・選択的セロトニン再取り込み阻害薬（SSRI）
　・精神刺激薬：コカイン，アンフェタミン関連薬物（例：覚せい剤・MDMA・リタリン）

■ **性格傾向・ストレス（❹）**
　・不安傾向
　・ストレス感受性／ストレス性のイベント（副腎皮質ホルモン）

■ **遺伝的要因（他の因子とは異なる）（❺）**
　・歯ぎしり自覚者の50％の家族に歯ぎしり自覚
　・双生児の歯ぎしり自覚（2卵生双生児＜1卵生双生児）
　・遺伝子多型研究

図3　睡眠時ブラキシズムのリスクファクター

えられており[13]，睡眠時ブラキシズムを自覚する人はそうでない人よりも不安傾向を示すことが多くストレスレベルも高いことが報告されている[14]．また，日々の睡眠時ブラキシズムのレベルが，日中に経験したストレスの影響を受けて変化することも報告されている[15]．

❺遺伝的要因についても数多くの報告があり，睡眠時ブラキシズムを自覚する人の家族・親族に，同様に睡眠時ブラキシズムが認められる傾向があることや[16]，二卵性双生児よりも一卵性双生児のほうが睡眠時ブラキシズムの有無の一致度が高いことも報告されている[17]．また，筆者らの研究により，特定の遺伝子多型との関連性も明らかにされている[18]（Column1）．

以上が現在，報告されている睡眠時ブラキシズムのリスクファクターであるが，前述のように，患者によってリスクファクターは異なり，その寄与度も異なると考えられる．たとえばストレスが強く発症に関わっており，ストレスのレベルが高くなると睡眠時ブラキシズムが高頻度で認められる症例もあるが，そういった患者は全体の8〜10%と

Column 1 ｜ 睡眠時ブラキシズムと遺伝子多型[18]

顔や体型が千差万別であるように，遺伝情報であるDNAの塩基配列も一人ひとりかなり多くの部位で異なっている（約1,000塩基対に1程度の割合）．このような塩基配列の違いを"遺伝子多型"と呼ぶ．従来よりゲノム上に存在する遺伝子多型を手がかりとして"病気のなりやすさ"や"薬の効きやすさ"に関わる遺伝子をみつけることを目的としたゲノム解析研究が盛んに行われてきた．

筆者らの研究グループは世界ではじめて，特定の遺伝子多型が睡眠時ブラキシズムに関与することを見出した．具体的には脳内に発現している"セロトニン2A受容体"と呼ばれる神経受容体をコードしている遺伝子に存在する"rs6313"という遺伝子多型（一塩基多型，SNP：Single Nucleotide Polymorphism）が，特定の型（T/CあるいはC/C型）であると，それ以外の型（T/T型）である場合より4.3倍も睡眠時ブラキシズム患者である可能性が高いという結果である．

この結果は従来報告されている遺伝要素が強く睡眠時ブラキシズムに関わっていることを支持するばかりでなく，睡眠時ブラキシズム発症のメカニズムを明らかにする端緒として期待されている．また，同様の研究結果が積み重ねられることによって，将来，血液検査によって睡眠時ブラキシズムの診断が行えるようになる可能性もある．

見積もられている[19].

　余談だが，以前は咬合異常がリスクファクターとして捉えられていたことがあった．つまり「咬合異常が睡眠時ブラキシズムの原因である」ので，「咬合治療により睡眠時ブラキシズムを治す」ことができるという考え方があった．しかし，咬合状態と睡眠時ブラキシズムとの間に統計的に有意な相関がないこと，無歯顎患者でも睡眠時にリズミカルな咀嚼筋の活動が生じること，睡眠時ブラキシズムがマイクロアローザルと呼ばれる中枢神経活動や交感神経系活動の活性化に伴って発生し歯の接触は原因ではなく結果であることなど，多くの研究結果から，前述のような考え方は否定されている．そのため睡眠時ブラキシズムを抑制するために，咬合治療を行うべきではない（図4）．

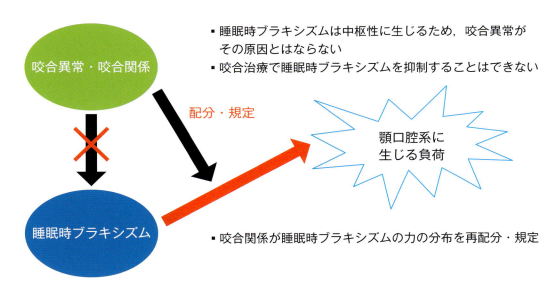

図4　睡眠時ブラキシズムと咬合の関係
咬合異常は咀嚼機能を障害する因子であるが，睡眠時ブラキシズムの直接的原因とはならない．したがって**睡眠時ブラキシズムを抑制するために咬合治療を行うことは推奨できない**．
一方で睡眠時ブラキシズムにより顎口腔系に生じる負荷は咬合接触関係に規定される．また，閉口筋の強い収縮により咬合接触関係も変化するのでこの点も注意が必要である．

5 リスクファクターを整理する

　前述のように，睡眠時ブラキシズムにはさまざまなリスクファクターがあり一見すると複雑にみえるが，大半のリスクファクターが「睡眠の質」と関連していることに注意が必要である．

　睡眠障害は正常な睡眠が障害された状態で，服用薬についても中枢性に作用し覚醒作用のあるものが多く含まれる．前述した嗜好品やストレスについても，それらのほとんどが睡眠の質を低下させる．たとえば，就寝前のカフェインの摂取が睡眠の質を低下させることはいうまでもないが，飲酒についても入眠しやすくはなるが，過度の飲酒は睡眠の質を低下させる．二日酔いで日中傾眠を経験された方も少なくないであろう．ストレスにより分泌される副腎皮質ホルモンには覚醒作用があるので，ストレスのあるイベントが続くと睡眠の質が低下するだけでなく不眠に至ることもある．

　睡眠障害のみならず，睡眠がさまざまな要因で妨害され，睡眠の質の低下や睡眠が分断されると，本来骨格筋の活動が抑制されて安静状態であるべき時間が短くなる．その結果，睡眠中全体をとおしての骨格筋全体の活動性が高くなり，それに伴って咀嚼筋の活動性も高まり，睡眠時ブラキシズムが生じやすくなると考えられる（図5）．

　言い換えれば，睡眠障害の治療や睡眠衛生の問題点を解決して睡眠の質を改善することができれば，骨格筋の過剰な活動を抑制できる可能性がある．歯科では睡眠障害の確定診断はできないが，睡眠時ブラキシズムが疑われる場合には睡眠障害や服用薬の確認

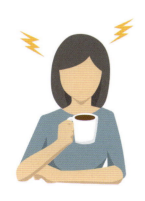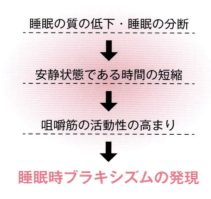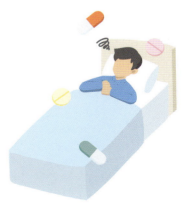

図5　睡眠時ブラキシズムが起こりやすい状態とは？
睡眠時ブラキシズムのリスクファクターの多くは「睡眠の質」と関わっている．睡眠の質の低下や睡眠が分断されると，睡眠中に安静状態にあるべき咀嚼筋の活動が高まり，睡眠時ブラキシズムが生じやすくなると考えることができる．

押さえておくべき基礎知識

病態生理とリスクファクター①睡眠時ブラキシズム

II-1

は必要である．また，睡眠の質を向上するための指導，いわゆる睡眠衛生指導，睡眠衛生管理も必要である（Column2）．

Column 2 | 睡眠衛生指導とは

睡眠衛生（Sleep Hygiene）指導とは，睡眠に関する知識を提供するとともに，望ましい睡眠のために必要な行動や環境づくりを推奨する指導である．

一般的には，正常な睡眠スケジュールの構築，慎重に昼寝を取る（取りすぎない），就寝時間近くでの過度の運動・思考を避ける，心配しすぎない，就寝前に光を浴びすぎない，入眠できないときはベッドを出る，ベッドを睡眠とセックス以外に使わない，ストレス・マネジメント，飲酒は入眠に効果はあっても中途覚醒の原因となるため就寝前には避ける，ニコチンやカフェインなどの覚醒物質も避ける，静かで暗く心地よい睡眠環境を作ることなどがあげられ睡眠衛生を図Aに示すように，睡眠環境の問題，睡眠習慣の問題，食事・嗜好品やストレスの問題に分けると理解しやすい．

我が国では睡眠の重要性や睡眠についての知識を普及するために「健康づくりのための睡眠指針2014[20]」が策定され，エビデンスに基づく睡眠衛生指導内容が「睡眠12箇条」としてまとめられている．その後，蓄積された新たな科学的知見をもとに「健康づくりのための睡眠ガイド2023[21]」へとアップデートされた．大きな違いは，「成人」「こども」「高齢者」と年代別にとりまとめた点と，良質な睡眠確保に向けた光・温度・音等の睡眠環境や食生活・運動等の生活習慣の見直し，睡眠に影響を与える嗜好品との付き合い方といった定性的な推奨事項がまとめられている点である．合わせてご参照いただきたい．

■ **睡眠環境**
騒音，明るさ，テレビ・ラジオ，気温，寝具

■ **睡眠習慣**
ベッドに入る，ベッドから出る，実際に眠りに入る，実際に起きる時刻，寝るときに習慣的にすること，昼寝の長さ

■ **食事・嗜好品，ストレス**
夕食・飲酒の時刻，覚醒物質の摂取，ストレス・イベント，不安，ストレス・マネジメント

図A 睡眠衛生に関連する事項

参考文献

1) 加藤隆史・他. 睡眠医学は睡眠時ブラキシズムの診断・治療に必要か？. 日補綴誌. 2016；8：145-52.

2) Kato T et al. Sleep bruxism：an oromotor activity secondary to micro-arousal. J Dent Res. 2001；80：1940-44.

3) Huynh N et al. Sleep bruxism is associated to micro-arousals and an increase in cardiac sympathetic activity. J Sleep Res. 2006；15：339-46.

4) Maluly M et al. Polysomnographic Study of the Prevalence of Sleep Bruxism in a Population Sample. J Dent Res. 2013；92：97-103

5) Martynowicz H et al. The Relationship between Sleep Bruxism and Obstructive Sleep Apnea Based on Polysomnographic Findings. J Clin Med. 2019；8：1653.

6) Mengatto CM et al. Association between sleep bruxism and gastroesophageal reflux disease. J Prosthet Dent. 2013；110：349-55.

7) van der Zaag J et al. Time-linked concurrence of sleep bruxism, periodic limb movements, and EEG arousals in sleep bruxers and healthy controls. Clin Oral Investig. 2014；18：507-13.

8) Garrett AR et al. SSRI-associated bruxism：A systematic review of published case reports. Neurol Clin Pract. 2018；8：135-41.

9) Melo G et al. Association between psychotropic medications and presence of sleep bruxism：A systematic review. J Oral Rehabil. 2018；45：545-54.

10) Bertazzo-Silveira E et al. Association between sleep bruxism and alcohol, caffeine, tobacco, and drug abuse. J Am Dent Assoc. 2016；147：859-66.

11) Ohayon MM et al. Risk factors for sleep bruxism in the general population. Chest. 2001；119：53-61.

12) Frosztega W et al. The effect of coffee and black tea consumption on sleep bruxism intensity based on polysomnographic examination. Heliyon. 2023；9：e16212.

13) Polmann H et al. Association between sleep bruxism and stress symptoms in adults：A systematic review and meta-analysis. J Oral Rehabil. 2021；48：621-31.

14) Saczuk K et al. Relationship between Sleep Bruxism, Perceived Stress, and Coping Strategies. Int J Environ Res Public Health. 2019；16：3193.

15) Giraki M et al. Correlation between stress, stress-coping and current sleep bruxism. Head Face Med. 2010；6：2.

16) Lavigne GJ et al. Bruxism physiology and pathology：an overview for clinicians. J Oral Rehabil. 2008；35：476-94.

17) Ahlberg J et al. Correlates and genetics of self-reported sleep and awake bruxism in a nationwide twin cohort. 2020；47：1110-9.

18) Abe Y et al. Association of Genetic, Psychological and Behavioral Factors With Sleep Bruxism in a Japanese Population. J Sleep Res. 2012；21：289-96.

19) Pierce CJ et al. Stress, anticipatory stress, and psychologic measures related to sleep bruxism. J Orofac Pain. 1995；9：51-6.

20) 厚生労働省. 厚生労働省健康局. 健康づくりのための睡眠指針 2014. https://www.mhlw.go.jp/content/001208251.pdf

21) 厚生労働省. 健康づくりのための睡眠指針の改訂に関する検討会. 健康づくりのための睡眠ガイド 2023. https://www.mhlw.go.jp/content/001305530.pdf

2 病態生理とリスクファクター② 覚醒時ブラキシズム

西山　暁

1 覚醒時ブラキシズムの発生に関連する生理的メカニズム

　覚醒時ブラキシズムは，覚醒時に無意識に生じる非機能的な咀嚼筋活動である．一般的にはクレンチング（食いしばり，噛みしめ）という言葉で表現されることが多いが，この場合は重量物運搬時やスポーツの一場面などにおいて，比較的大きな力を発揮している状態をイメージされることが多い．これとは別に，気づきにくい弱い力で持続時間の長い覚醒時ブラキシズムも存在し，これは Tooth Contacting Habit：TCH（歯牙接触癖）と呼ばれる．このような咀嚼筋活動の発生に関与する生理学的現象として，「緊張性歯根膜咬筋反射」および「交感神経原性咬筋反射」が考えられる．

1 緊張性歯根膜咬筋反射

　咀嚼中に食物に混入していた砂利や硬い骨などを知らずに噛んでしまった場合，硬いものを噛んだという意識に先んじて，瞬時に口を開けて咀嚼運動を中断する行動が出現する．これは意識を介さない反射で，"歯根膜咬筋反射"と呼ばれている．この反射は，歯根膜に一過性の侵害刺激（生体に害を及ぼすレベルの刺激）が加わることにより，閉口筋である咬筋の活動抑制と，開口筋の活動亢進が反射的に生じ，咀嚼運動をごく短時間で中断させることができる（図1）．

　この咬筋の抑制反射とは反対に，歯根膜への刺激により咬筋の活動が亢進する反射が存在し，"緊張性歯根膜咬筋反射"と呼ばれている[1]．短時間では組織に損傷を引き起こさないレベルの，弱くて持続的な力が歯根膜に加わることにより，咬筋内に存在する筋紡錘内のγ運動ニューロンの活動が亢進する．γ運動ニューロンの活動により筋紡錘内の筋線維（錘内筋）は収縮し，筋紡錘外の筋線維（錘外筋）が相対的に伸展したと判断され，α運動ニューロンの活動が亢進する．その結果，咬筋の反射性収縮が引き起こされる（図2）．

　さまざまな原因によって上下の歯の接触状態が維持されることにより，"緊張性歯根膜咬筋反射"が生じると，咬筋は収縮し続けることになる．それにより下の歯の接触状

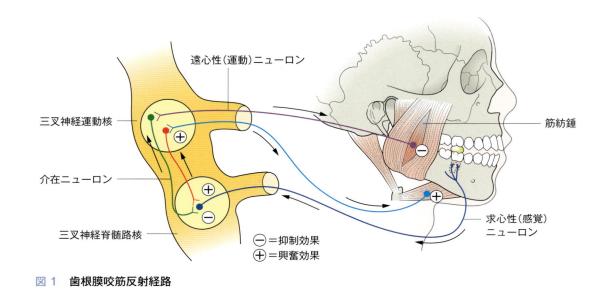

図1 歯根膜咬筋反射経路

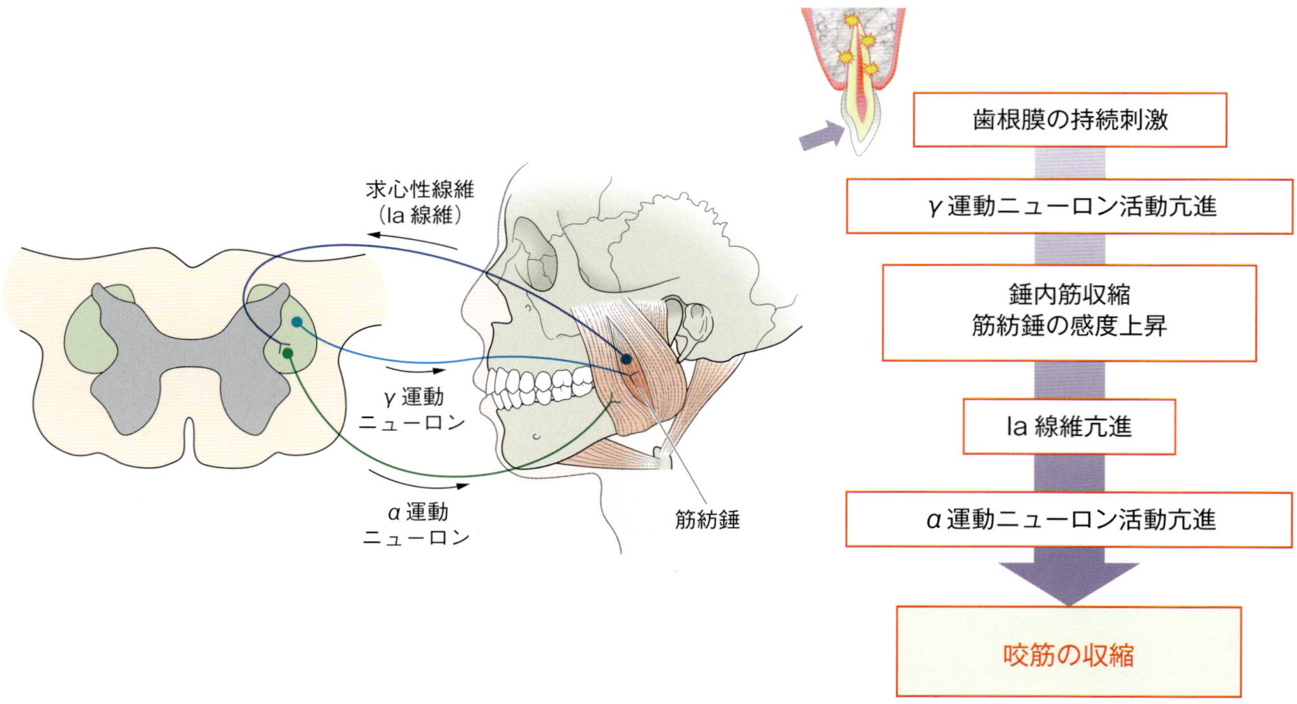

図2 緊張性歯根膜咬筋反射の反射経路とカスケード

押さえておくべき基礎知識
病態生理とリスクファクター②覚醒時ブラキシズム　II-2

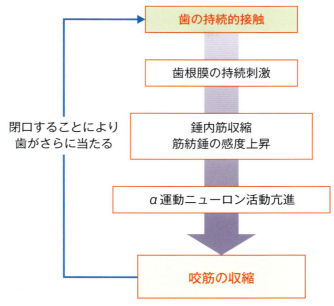

図3　緊張性歯根膜咬筋反射を介した悪循環

態はさらに維持されるようになる．この上下の歯の接触維持が，さらなる"緊張性歯根膜咬筋反射"を引き起こし，悪循環に陥ることが考えられる（図3）．

2　交感神経原性咬筋反射

　間違えることができない細かい作業を集中して行う必要がある場合や，痛みに耐えるような状況下において，気づいたら上下の歯を食いしばっていた，または噛みしめていたという経験はないだろうか．このような場面では，自律神経の活動に変化が生じる．内臓や代謝などの機能を24時間コントロールする自律神経には，"交感神経"と"副交感神経"があり，交感神経は身体の活動性を上げる神経系で，車のアクセルに例えられる．交感神経が優位に活動するのは覚醒している間で，心臓の働きの促進や，血圧や拍動，体温の上昇を促す．一方，副交感神経は身体の活動性を下げる神経系で，車のブレーキに例えられる．睡眠中やリラックスしているときに活動が優位になり，心臓の働きは穏やかになり，血圧や拍動，体温を下げるように促す．

　緊張を強いられる作業や，痛みに耐えるような場面では，大脳辺縁系で不安や緊張，恐怖などの感情が生じ，この信号が視床下部に伝わり交感神経を刺激することにより交感神経活動の亢進が生じる．交感神経の活動が亢進すると，γ運動ニューロンの活動亢進が引き起こされ，その結果として咬筋内の筋紡錘の感度が上昇する[2]．その後は緊張性歯根膜咬筋反射と同様の機序により，咬筋の反射性収縮が引き起こされる（図4）．

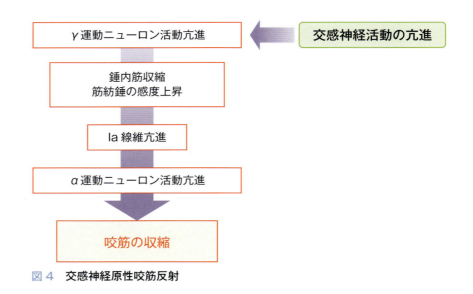

図4　交感神経原性咬筋反射

2　覚醒時ブラキシズムに関連するリスクファクター

　クレンチングやTCHのような行動は，さまざまな要因によって出現のしやすさや頻度，持続時間，力の大きさは異なる．覚醒時ブラキシズムに関連するリスクファクターとしては，姿勢や生活環境，心理社会的要因，不安定な義歯の存在，咬合感覚の異常，スポーツなどさまざまである．それらのリスクファクターと閉口筋の反射性収縮により覚醒時ブラキシズムが生じるとともに持続してゆくと考えられる．なお，リスクファクターの詳細についてはCHAPTERⅡ-4-2で解説する．

参考文献

1) 濱口五也．緊張性歯根膜咬筋反射の筋電図学的研究．歯基礎誌．1978；20：134-43．
2) Passatore M et al. Sympathetically-induced development of tension in jaw muscles : the possible contraction of intrafusal muscle fibres. Pflugers Arch. 1985：405：297-304.

3 ブラキシズムの種類①
睡眠時ブラキシズム

馬場一美

1 １次性と２次性・医原性睡眠時ブラキシズム [1]

　睡眠時ブラキシズム患者はリスクファクターによって分類される（図1，CHAPTER Ⅱ-1 図3参照）．まず，医学的背景があり，原因に睡眠障害等の疾患の関与が疑われるもの（2次性睡眠時ブラキシズム，前述［CHAPTERⅡ-1-4参照］の❶），次に，特定の服用薬が関与するもの（医原性睡眠時ブラキシズム，前述の❷），最後にそういった背景がなく全身健康状況には問題がないもの（1次性睡眠時ブラキシズム，前述の❸❹❺）である．それぞれ対応法が異なるので注意を要する．つまり，睡眠障害がある場合には医科への対診が必須であり，服用薬の関与が疑われる場合には担当医に服用薬の変更ができるか問い合わせる．睡眠時ブラキシズム患者で最も多い1次性の場合には前述のような対応は不要であるが，睡眠の質を改善することで睡眠時ブラキシズムを制御できる可能性があるため，睡眠衛生指導を行う．

１次性
睡眠時ブラキシズム
（原因不明
遺伝的規定？）

健常者
・睡眠衛生の問題
　睡眠環境
　睡眠習慣
　嗜好品，ストレス

← **マイクロアローザル・睡眠の質**

２次性・医原性
睡眠時ブラキシズム
（医学的背景あり
関連疾患・服用薬）

医学的背景のある患者
・睡眠障害・睡眠時運動障害
・服用薬

図1　睡眠時ブラキシズムの分類
睡眠時ブラキシズムは明らかな原因のない1次性（Primary, Idiopathic），医学的背景のある2次性（Secondary），治療薬によって生じている医原性（Iatrogenic）とに分類される．

2 グラインディングとクレンチング

　下顎運動から捉えると睡眠時ブラキシズムはさまざまな種類があり，クレンチング，グラインディング，タッピング等が観察される．一般に臨床的に問題となるクレンチングとグラインディングとに分類される．前者は下顎運動を伴わないものを指し，後者は一般に歯ぎしりと呼ばれる下顎運動を伴い，歯ぎしり音を発し咬耗の主な原因となる．両者はその発生メカニズムや運動論的に異なり，生体に対する為害作用，診断方法も異なるため明確に区別して捉えられるべきである．筋活動パターンもそれぞれにおいて特徴的であり，クレンチングは Tonic Episode，つまり持続的な等尺性活動であり，グラインディングは Phasic Episode と呼ばれリズミカルな筋活動が特徴である．また，両者が混在する Mixed Episode もしばしば観察される[2,3]（図2）．

Phasic（グラインディング）

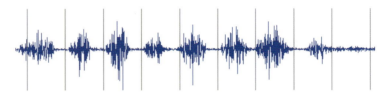

Tonic（クレンチング）

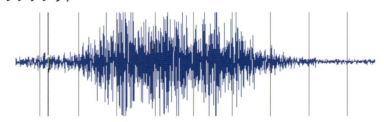

図2　睡眠時ブラキシズムエピソードの種類
睡眠時ブラキシズムエピソードを筋活動パターンで分類すると大きくは Phasic，Tonic，両者の混在する Mixed Episode に分けられる．一般に Tonic Episode はいわゆるクレンチングを，Phasic Episode はグラインディングを反映している．臨床的には Phasic な筋活動は咬耗や歯ぎしり音と関連しており，クレンチングを反映した Tonic な筋活動は起床時の咀嚼筋疲労感と関連していると考えられている．

参考文献

1) Sateia MJ. International classification of sleep disorders-third edition : highlights and modifications. Chest. 2014 ; 165 : 1387-94.
2) 馬場一美, 安部友佳. 睡眠時ブラキシズム臨床診断の現状と展望. 日補綴会誌. 2016 ; 8 : 153-8.
3) Aoki R et al. A pilot study to test the validity of a piezoelectric intra-splint force detector for monitoring of sleep bruxism in comparison to portable polysomnography. J Oral Science. 2022 ; 64 : 63-8.

4 ブラキシズムの種類②
覚醒時ブラキシズム

西山　暁

1 病態による分類

　覚醒ブラキシズムには，いわゆるクレンチングと呼ばれる病態と，それとは異なるTCHという病態に分けられる．

1 クレンチング

　クレンチングは"食いしばり"や"噛みしめ"という言葉で表現されることが多く，比較的強い力を発揮する行動であると考えられる．国際的な補綴用語集であるGPT-9（The Glossary of Prosthodontic Terms：Ninth edition）によると，クレンチングは「上下の歯を圧迫したまま固定すること」（一部改変）と定義されている[1]．また，歯科補綴学専門用語集の第6版では，クレンチングは「上下の歯の強い噛みしめ．感情的・精神的ストレス，あるいは肉体的ストレス，緊急事態における緊急動作時，全身運動時に発現する」と記載されている[2]（表1）．クレンチングが生じる場面としては，重量物を持つときや，スポーツで瞬間的に力を発揮するとき，スポーツジムでウエイトトレーニングをするときなどが考えられる．最大噛みしめを行ったときの咬合力を100%としたとき，"食いしばり"という言葉からイメージされる力の大きさは，平均77.8%であったと報告されている[3]．また，最大咬合力発揮時の40%の筋活動量であっ

表1　用語集による"クレンチング"の説明（文献1,2)より引用改変）

用語集	解説
The Glossary of Prosthodontic Terms：Ninth edition	Clenching: the pressing and clamping of the jaws and teeth together frequently associated with acute nervous tension or physical effort
歯科補綴学専門用語集 第6版	上下顎の歯の強いかみしめ．感情的・精神的ストレス，あるいは肉体的ストレス，緊急事態における緊張動作時，全身運動時に発現する．ブラキシズム時にも発言することがある．

ても，その状態を維持できる時間は，平均1.4分程度といわれている[4]．したがって，日常生活において，比較的大きな力であるクレンチングが持続する状況は生じにくいと考えられる．

2 Tooth Contacting Habit（TCH）

患者自身に自分がイメージする"食いしばり"を行ってもらい，「この状態を続けることができますか？」と質問すると，「続けるのは無理です．疲れます」と答えることが多い．次に，その"食いしばり"の力の1/2の力，さらに1/2の力（最初の力の1/4）で咬んでもらい，同じように「この状態を続けることができますか？」と質問すると，「これならできそうです」と答えることを臨床現場では数多く経験する．このときに「その状態は"食いしばり"ですか？」と質問すると，「"食いしばり"ではなく，歯が当たっているだけです」という返事が返ってくる．この"食いしばり"よりも小さな力で咬んでいる状態（歯が当たっている状態）に対して，特別な表現がこれまで存在しなかった（図1）．前述のThe Glossary of Prosthodontic Termsおよび歯科補綴学専門用語集や，日本顎関節学会学術用語集，歯科衛生士学辞典にも，食いしばりやクレンチングについての記載はあるが，それよりも弱い力で咬んでいる状態に該当する用語は見当たらない．

たとえ小さな力であっても，上下の歯が当たっているのであればその状態は，"歯の接触（Tooth Contact）"と表現することができる（図1）．意識的にクレンチングを行わせた場合の最大持続時間を測定した研究によると，最大咬合力発揮時の筋活動量の40％の筋活動量で咬み続けた場合，最大持続時間の平均は1.4分であるのに対し，7.5％の筋活動量で咬み続けた場合の最大持続時間の平均は157.2分であったと報告されている[4]（図2）．患者が考える"食いしばり"や"噛みしめ"のイメージは，最大咬合

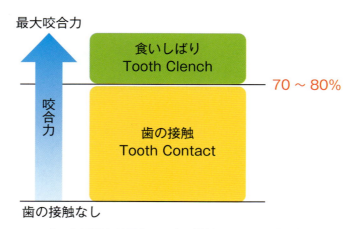

図1　食いしばりとは異なる"歯の接触"という概念の位置づけ

押さえておくべき基礎知識
ブラキシズムの種類②覚醒時ブラキシズム　II-4

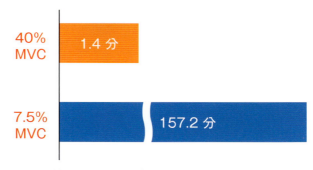

図2　持続的クレンチングにおける持続時間の限界（文献4）を参考に作成）
MVC：Maximal Voluntary Contraction（最大随意収縮）

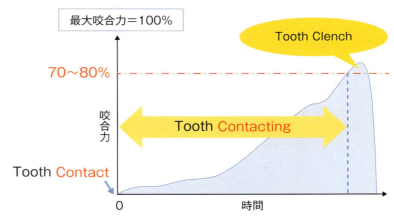

図3　クレンチング（食いしばり）と歯の持続的接触の違い
持続時間が長くなるほど，グラフの面積は大きくなる．

力の70〜80%程度といわれている[3]．これよりも弱い40%の筋活動量によるクレンチングでも，最大1.4分程度しか咬み続けることができないことから，最大咬合力の70%以上の力では，さらに短時間しか咬み続けることはできない．一方，7.5%程度の筋活動量によるクレンチングでは，2時間以上咬み続けることが可能であることから，小さな力ほど咬んだままの状態を長時間にわたり維持する可能性が考えられる．

　歯が当たっている状態（Tooth contact）が持続している状況は"Tooth contacting"と表現することができる（図3）．この"Tooth contacting"がより長時間化し，さらには繰り返されることにより習慣的な行動になっている状態のことを，「Tooth Contacting Habit：TCH（上下の歯を接触させ続ける習慣的行動）」という（図4）．ここで注意すべきは，TCHは歯が接触したことを表しているのではなく，歯が接触した状態が持続している状況を表現しているということである．

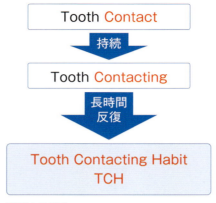

図4　TCHの概念
歯が当たることではなく，その状態が続くことである．

2 原因による分類

1　1次性覚醒時ブラキシズム（TCH）

　上体を起こした姿勢で身体的，精神的に安静にしているときの下顎位を下顎安静位といい，その際に上下の歯は前歯部で2〜3mm，大臼歯部で0.5〜1mm程度の隙間が存在し，その隙間は安静空隙と呼ばれている．このときの閉口筋は最小限の活動量で，重力に対して均衡を保って下顎を保持している状態である．下顎安静位は姿勢の影響を受け，上体を前傾すると安静空隙は小さくなり，後傾すると大きくなる傾向がある[5]（図5）．

　このように，安静時に上下の歯の咬合面間には安静空隙が存在するのが一般的である．しかし，上下の歯をわずかに離した状態を維持することを不快に感じる者が10%程度存在するといわれており，本来は下顎が安静した位置を維持している状況において，上下歯間の空隙を維持することが困難な状況であるといえる．つまり，身体的，精神的に安静である状況下にもかかわらず，常に上下の歯が当たり続けている状態であり，このような状況は1次性覚醒時ブラキシズム（TCH）であるといえる（図6）．

2　2次性覚醒時ブラキシズム（TCH）

　通常は安静空隙が存在しているものの，ある状況あるいは環境下において上下の歯を当てて咬み続けてしまうことがある．このような状況は2次性覚醒時ブラキシズム（TCH）であるといえる．2次性覚醒時ブラキシズムを引き起こす原因として，姿勢や

II-4 押さえておくべき基礎知識
ブラキシズムの種類②覚醒時ブラキシズム

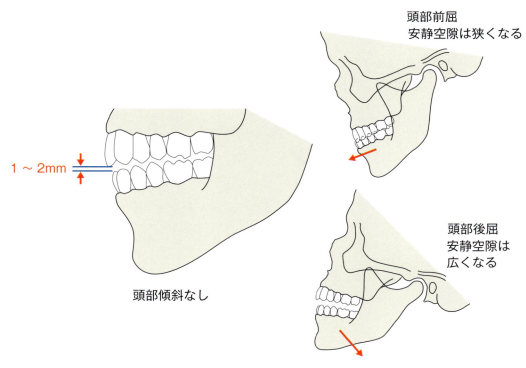

図5　安静空隙と姿勢による変化

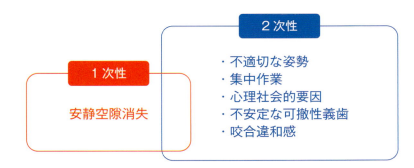

図6　1次性覚醒時ブラキシズム（TCH）と2次性覚醒時ブラキシズム（TCH）

生活環境，心理社会的要因，不安定な義歯の存在，咬合感覚の異常，スポーツなどが考えらえる（図6）．

i）姿勢や環境による影響

身体的，精神的に安静状態にある場合，下顎は下顎安静位の状態であり，上下歯列間にわずかな空隙が存在する．しかし，下顎安静位は姿勢の影響を受け，上体を前傾すると安静空隙は小さくなる傾向がある（図5）．上体の前傾だけでなく頭部の前傾も加わ

ると，さらに安静空隙は小さくなり，上下の歯が接触しやすい状態になる．歯が接触した状態は歯根膜への持続的刺激となり，CHAPTER Ⅱ-2-1 で示した緊張性歯根膜咬筋反射によって，咬筋の反射性収縮が引き起こされる．閉口筋である咬筋の収縮により上下の歯の接触状態は維持され，さらに咬み続けることになる（図7）．

　うつむく姿勢（頭部前傾）を取る状況は日常生活に数多く存在する．インターネットの普及に伴いさまざまな情報機器（パーソナルコンピューター［PC］，タブレット端末，スマートフォンなど）が，老若男女問わず使用されるようになってきた．PCについては，以前はデスクトップ型が主流であったが，現在ではスペースの問題や持ち運びの便利さからラップトップ型（ノート型）PCの使用率が増えている．ラップトップ型PCのモニターは使用者の目線より低い位置にあることから，使用時には頭部前傾姿勢を取りやすくなる．また，タブレット端末やスマートフォンは手に持って使用するため，当然のことながら頭部前傾姿勢になりやすい（図8）．

ⅱ）心理社会的要因による影響

　自由な行動を取っているときに比べて，一定の集中を要する作業を与えたときのほうが，咬筋の活動頻度が増加するといわれている[6]．また，インターネットの普及により紙媒体での情報交換から，ネット経由での情報交換に変化しており，仕事の間はずっと椅子に座ったままという状況になっている．PCやタブレット端末，スマートフォンなどの情報機器（Visual Display Terminal：VDT）を用いて，データ入力や検索，文

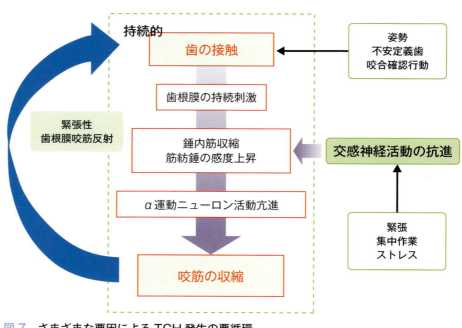

図7　さまざまな要因による TCH 発生の悪循環

押さえておくべき基礎知識
ブラキシズムの種類②覚醒時ブラキシズム　II-4

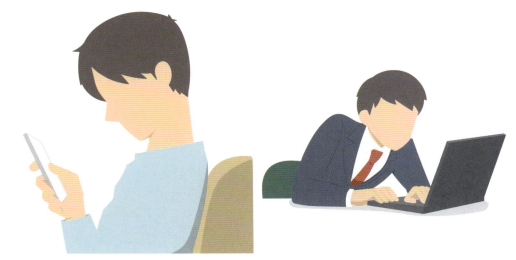

図8　うつむく姿勢を取りやすい生活環境

書や画像の作成および編集，プログラミング，監視業務などを行う作業は情報機器作業と呼ばれている[7]．情報機器作業が長時間化することにより，眼精疲労や頭痛，頸部痛，背部痛，腰痛などの身体症状だけでなく，メンタルヘルスにも悪影響を及ぼすといわれている[7]．

　さらに，近年はストレス社会といわれており，2020年に出された厚生労働省による労働安全衛生調査[8]では，仕事や職業生活に関することで「強い不安やストレスとなっていると感じる事柄がある」と答えた労働者の割合が54.2%であったと報告され，労働者の半数以上がストレスにさらされていると考えらえる[8]．心理社会的要因や精神病理学的症状，不安感と覚醒時ブラキシズムとの間には関連があると報告されている[9,10]．

　精神的緊張状態やストレスの持続は交感神経の活動亢進を引き起こす可能性があり，これによって咬筋の反射性収縮が引き起こされることが予想される（図7）．特性不安（対象が明らかな一過性の不安ではなく，不安になりやすい傾向を持つ性質）の大きさで分けた被験者群に対して，安静時と15分間の黙読課題を与えた際の咬筋活動量を比較した研究では，安静時では有意な差は認められなかったものの，黙読課題下では特性不安が高い群では有意に咬筋活動量が増加したと報告されている[11]．

ⅲ) 不安定な義歯による影響

「A．すべての歯が存在している場合」「B．残存歯の咬合接触は存在するが，臼歯部咬合支持域がすべて消失している場合」「C．欠損歯はあるが，臼歯部咬合支持域が1か所以上残っている場合」において，睡眠時と覚醒時における咬筋の1時間あたりの筋活動エピソード数を測定した研究によると，睡眠時においてはA，B，Cの各グループ間でエピソード数に差は認められず，覚醒時においてはBのグループのみエピソード数が多かったと報告されている[12]（図9）．臼歯部の咬合支持がない歯列（図10）においては，部分床義歯の安定が十分に得られないことが多いことから，無意識のうちに上下の歯を咬み合わせて，義歯を安定させる習慣がついてしまうことが考えられる．

同様の理由から，「顎堤条件が不良な全部床義歯」や「すれ違い咬合（残存歯はあるが上下の歯の接触がまったく存在しない場合）の部分床義歯」においても，義歯の維持安定が不良のまま使用していると，上下の義歯を咬み合わせることによって義歯を安定

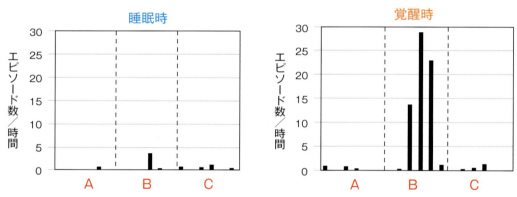

図9 欠損様式と睡眠時および覚醒時における咬筋活動（文献12)より引用改変）
A．すべての歯が存在している場合
B．残存歯の咬合接触は存在するが，臼歯部咬合支持域がすべて消失している場合
C．欠損歯はあるが，臼歯部咬合支持域が1か所以上残っている場合

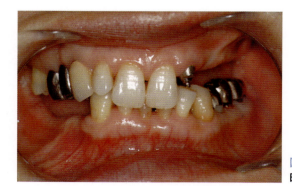

図10 前歯部支持はあるが臼歯部支持が失われている

させるという行動が習慣化することが考えられる．

義歯を咬んで安定させるということは，残存歯の歯根膜に持続的な刺激が加わることなるため，緊張性歯根膜咬筋反射による咬筋活動の持続により，さらに咬む行動が持続すると考えられる（図7）．

iv）咬合違和感による影響

咬合違和感とは，上下の歯の接触感覚に異常を感じる状態のことであり，狭義と広義に分けることができる[13]．狭義の咬合違和感は，いわゆる咬合感覚異常症のことであり，咬合自体には特に問題が存在しないにもかかわらず，上下の歯の接触状態が正常ではないとの感覚を持つ状態である[14]．広義の咬合違和感は，明らかな咬合の不調和が認められる場合も，明らかな咬合の不調和が認められない場合も含まれる．明らかな咬合不調和の原因としては，歯科治療や他の疾患により生じた咬合接触状態の変化，あるいは咬合感覚の変化に起因して生じた場合が考えられる．う蝕に対するコンポジットレジン充填の調整不足，新規に作製したクラウンの調整不足，矯正治療による歯の移動で生じた接触状態の変化などである．また，顎口腔系（歯髄，歯根膜，顎関節，咀嚼筋など）に痛みが生じている場合，各組織の感覚受容器の感受性変化により，閉口終末位や咬合接触感覚自体の変化が引き起こされ，その結果として咬合違和感が生じる可能性がある[15]（図11）．

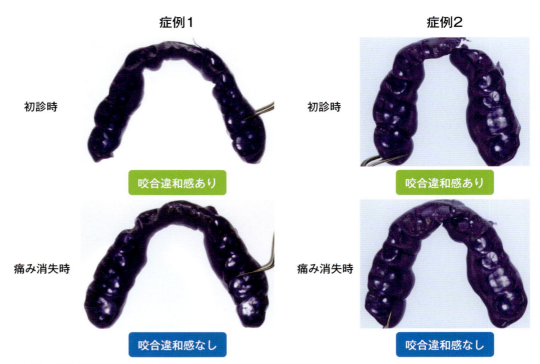

図11　顎関節症の痛みによる咬合位または咬合感覚の変化
症例1は痛みにより咬合位に変化が生じていた．症例2は痛みにより咬合感覚に変化が生じていた．

これらの理由により咬合接触状態に対する違和感が生じると，頻繁に咬み合わせを確認する行動や，新たな咬合位を探す行動が増える可能性がある．このような行動の増加が一時的なものであれば問題ないが，高頻度あるいは長期間に及ぶと，その行動が習慣化してTCHのような習癖に発展することが考えられる（図7）．

ⅴ）スポーツによる影響

以前より，最大筋力を発揮するような全身運動時には，一過性のクレンチングが発現することが示されている[16]．しかし，このような高強度のクレンチング動作は，身体の関節を固定する場合に生じることが多く，関節を可動させるような運動の際には生じにくいともいわれている．実際，テニスの選手が声を出しながらボールを打つや，重量挙げの選手が叫びながらバーベルを持ち上げるなどの光景はよく目にする．

したがって，スポーツ時に生じる覚醒時ブラキシズムは，生じたとしても高強度で短時間のクレンチングであって，持続するようなクレンチングが生じることは少ないといえる．つまり，TCHのような行動を増やすリスクファクターにはなりにくいと考えられる．

3 医原性覚醒時ブラキシズム

固定性あるいは可撤性の補綴装置を装着する際に，咬合調整が不十分なことにより早期接触が生じた場合，患者は無意識のうちに早期接触部位を確認するような行動が増え，その結果として覚醒時ブラキシズムが出現する可能性がある．また，可撤性補綴装置の維持力が不足していたり，安定不要である場合に，前項のⅲ）で前述したような機序により覚醒時ブラキシズムが引き起こされる可能性がある．

他に，低位咬合になっている口腔内環境に対して，補綴治療により咬合挙上を行うことにより咬合高径を回復してゆく治療が行われる場合がある．咬合挙上により元々存在していた安静空隙が一時的に消失するが，多くの場合は時間ともに新たな下顎位において安静空隙が出現する．しかし，この一時的に安静空隙が消失している時期に，緊張性歯根膜咬筋反射や交感神経活動亢進による咬筋収縮の影響が大きい場合，覚醒時ブラキシズムが定着してしまうことが考えらえる．また，顎関節症治療の名目で咬合挙上が行われることがあるが，この場合にも安静空隙の一時的な消失状態が引き起こされ，その結果として覚醒時ブラキシズムが生じやすくなることが考えらえる．さらに，マウスピースを用いた矯正治療においても，マウスピースの装着により上下の歯の接触頻度の増加や，咬筋の過伸展が生じることにより，咬筋の反射性収縮を引き起こしやすくなることも推測される．

咬合感覚異常症の患者では，歯根膜の厚さ識別閾値が低下，すなわち歯根膜の感度が亢進している可能性が指摘されている[17]．このような場合においても，患者は自らの

咬合状態を異常と捉えやすくなり，咬合接触状態を確認する行動が増加することが考えらえる.

参考文献

1) The Glossary of Prosthodontic Terms : Ninth edition. J Prosthet Dent. 2017；117：e1-e105.
2) 日本補綴歯科学会編. 歯科補綴学専門用語集 第6版. 医歯薬出版；2023.
3) Nishiyama A et al. Magnitude of bite force that is interpreted as clenching in patients with temporomandibular disorders : A pilot study. J Dentistry 2014；Special Issue 2：004.
4) Farella M et al. Jaw muscle soreness after tooth-clenching depends on force level. J Dent Res. 2010；89：717-21.
5) 藍　稔. 顎機能異常と咬合. 医歯薬出版；1999.
6) Nicholson WL et al. Resistance of Bacillus endospores to extreme terrestrial and extraterrestrial environments. Microbiol Mol Biol Rev. 2000；64：548-72.
7) 中央労働災害防止協会編. VDT作業の労働衛生実務―厚生労働省ガイドラインに基づくVDT作業指導者用テキスト（第2版）. 中央労働災害防止協会；2005.
8) 厚生労働省. 令和2年労働安全衛生調査（実態調査）結果の概況. https://www.mhlw.go.jp/toukei/list/r02-46-50b.html
9) Manfredini D et al. Psychosocial profiles of painful TMD patients. J Oral Rehabil. 2009；36：93-98.
10) Endo H et al. Clenching occurring during the day is influenced by psychological factors. J Prosthodont Res. 2011；55：159-64.
11) Rofaeel M et al. The intensity of awake bruxism episodes is increased in individuals with high trait anxiety. Clin Oral Investig. 2021；5：3197-206.
12) Kawakami Y et al. Growth promoting effect of hyaluronan synthesis promoting substances on Japanese eel leptocephali. PLoS One. 2014；9：e98688.
13) 玉置勝司・他. 咬合違和感症候群. 日補綴会誌. 2013：5；369-86.
14) Clark G et al. Occlusal dysesthesia and temporomandibular disorders : Is there a link？. Alpha Omegan. 2003；96：33-9.
15) Kogawa EM et al. Evaluation of minimum interdental threshold ability in dentate female temporomandibular disorder patients. J Oral Rehabil. 2010；37：322-8
16) 石島　勉・他. 全身運動時のクレンチングの発現頻度に関する研究. 日補綴会誌. 1991；35：193-9.
17) 馬場一美・他. 咬合感覚異常患者の口腔運動感覚能力. 補綴誌. 2005；49：599-607.

Harmful effects and
mechanisms of bruxism

CHAPTER III

為害作用と
そのメカニズム

1 睡眠時ブラキシズムに関連する顎口腔系のバイオメカニズム

馬場一美

　睡眠時ブラキシズムが覚醒時に発揮できる最大咬合力以上の強い力を伴って発現する場合もあり[1]，そういった強い力を伴うと，しばしば臨床的なトラブルの原因となる．比較的弱い力であっても長時間持続すると同様である．睡眠時ブラキシズムに起因するさまざまな病態を理解することは臨床診断の精度を向上するためにも必須である．時間をかけて渾身の治療を行っても，睡眠時ブラキシズムを見逃してしまうと，良好な予後は期待できず，患者にとっても歯科医師にとっても不幸な結果になってしまう．

　CHAPTER II-3-2 で解説したように，睡眠時ブラキシズムは主にグラインディング（歯ぎしり）とクレンチング（食いしばり）に分けられるが，睡眠時ブラキシズムの為害作用を理解するためには，両者を分けて考える必要がある．たとえば，グラインディングは歯ぎしり音を伴い歯の咬耗を引き起こすが，クレンチングは歯ぎしり音を伴わず，顕著な咬耗の原因とはならない．また，クレンチング時に生じる力は，覚醒時に発揮できる最大咬合力を超えることもあり，その力は最後方臼歯に集中するため注意を要する（後述）．

　ここでは睡眠時ブラキシズムに関連した顎口腔系のバイオメカニズムについて解説し，そのうえで為害作用，病態について解説する．

1 咬頭嵌合位におけるクレンチング

　空口状態で咬頭嵌合位にてクレンチングが行われると下顎骨は挙上される方向へわずかに変位する．下顎の挙上量を左右犬歯部と第二大臼歯部で測定すると，$100\,\mu\mathrm{m}$程度の範囲内で挙上され上顎に近づくが，閉口筋は歯列より後方に位置するため（図1A），そのときの変位量は臼歯部において前歯部より大きい[2]（図1B）．その結果，咬合力は最後臼歯部で最大となる．

　クレンチング時の咬合接触面積も，前歯部に比較して臼歯部で大きく，前歯部と臼歯部の接触面積の差は閉口筋の収縮力（咬合力）が大きいとさらに拡大する．その結果，咬合接触の分布は臼歯部に偏重する[3]（図2）．さらに，咬合接触点における咬合力を測定すると後方臼歯に生じる咬合力が著しく大きくなる[4]（図3）．特に最後臼歯がイ

為害作用とそのメカニズム
睡眠時ブラキシズムに関連する顎口腔系のバイオメカニズム　III-1

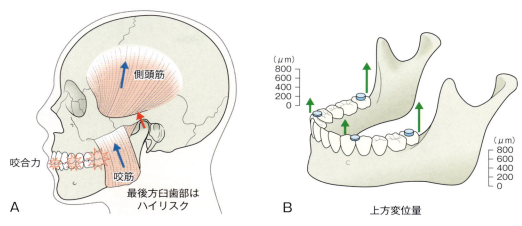

図1　咬頭嵌合位におけるクレンチング時のバイオメカニズム：下顎の変位
A：咬頭嵌合位におけるクレンチング時のバイオメカニズムの模式図．
B：クレンチング時の下顎左右犬歯部，第二大臼歯部における上方変位量（文献2）より引用）．
クレンチング時に閉口筋が収縮すると下顎骨は100μm程度の範囲内で挙上され上顎に近づくが（水色のバー，実測値），側頭筋や咬筋などの閉口筋は歯列の後方を走行するため，臼歯部は前歯部より大きく挙上される（緑矢印，シェーマ）．その結果，臼歯部では前歯部に比較してより大きい咬合力が生じることになり，特に最後方臼歯に咬合力が集中する．また，下顎のこうした動態は，顎関節部にも影響する．つまり下顎全体の挙上により顎関節顆頭の上方変位が生じるため（赤矢印），結果として顎関節内の圧力が上昇する．

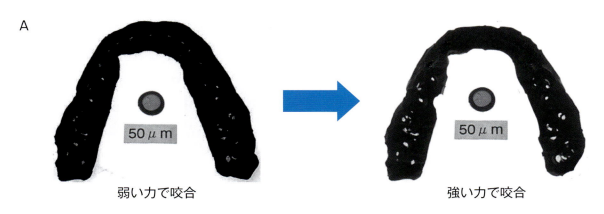

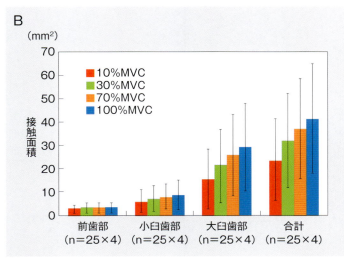

図2　咬頭嵌合位におけるクレンチング時のバイオメカニズム：咬合接触面積の分布
A：ブラックシリコーンを用いて測定した咬合接触状態．
B：前歯部，小臼歯部，大臼歯部それぞれにおける咬合接触面積と咬合力との関係．
クレンチング強度が強くなると白く抜けた咬合接触部の面積が増大する（A，B・合計）．咬合接触面積を部位別に測定するとこの傾向は大臼歯部において顕著に認められる（B・大臼歯部）．クレンチング強度が10％MVC（最大随意収縮の10％の強度）から最大随意収縮（100％MVC）へと変化したとき，前歯部の咬合接触面積（前歯部）は不変であるのに対して大臼歯部では約2倍に増大している（文献3）より引用）．
MVC：Maximal Voluntary Contraction（最大随意収縮）

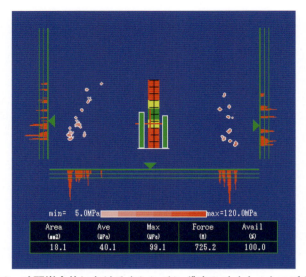

図3 咬頭嵌合位におけるクレンチング時のバイオメカニズム：咬合接触点における咬合力の分布（文献4）より引用）
クレンチング時の咬合接触ならびに咬合力の分布を感圧センサシートを用いて測定した結果．臼歯部に咬合力が集中している．

ンプラントによって補綴された場合には歯根膜がないことも相まって強い咬合力を受けるリスクが高くなる[5]．

また，下顎のこうした動きは顎関節部にも影響を及ぼし，下顎全体の挙上により顎関節顆頭の上方変位が生じるため，結果として顎関節内の圧力が上昇する．睡眠時ブラキシズムがクリックの原因となるのはそのためである[6]．クレンチング時の下顎頭の上方変位量は大臼歯の欠損によりさらに大きくなることが示されており，欠損歯列においては顎関節内圧力が亢進するリスクが高い[7]．

2 側方咬合位におけるクレンチング

　側方咬合位でクレンチングが生じる場合には顎関節内に生じる力の分布は側方咬合様式に依存して変化する．若年者に多い側方咬合接触状態である犬歯誘導，セミ・グループファンクションの場合，非作業側に咬合接触が存在しないため，側方咬合位でクレンチングが行われると同側（非作業側）の下顎頭が大きく挙上され関節内圧力が亢進する．咬耗が進行した高齢者に比較的多く認められる非作業側の咬合接触が存在する両側性平衡咬合の場合，側方クレンチング時の非作業側下顎頭の挙上量が小さくなり顎関節が過剰な圧力からが防護される（平衡側防護）と考えられており，実験的に非作業側の咬合接触を付与したシミュレーションによって確認されている[8]．臨床的にもMinagiらの臨床研究により非作業側咬合接触のあるグループのほうが接触のないグループより顎関節内障の発症率が少ないことが報告されている[9]（図4）．

　また，歯列上に生じる咬合力についても両側性に咬合接触が存在していればクレンチングに伴う咬合力をより多くの咬合接触に配分できるため咬合力が特定の歯に集中することを回避できる．

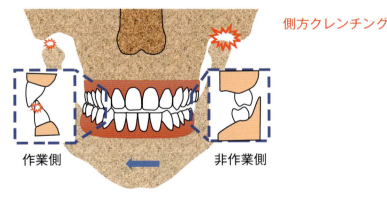
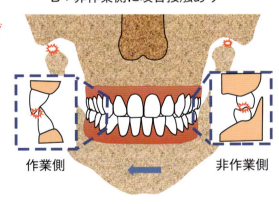

図4　側方咬合位におけるクレンチング時のバイオメカニズム
犬歯誘導，セミ・グループファンクションの場合，非作業側に咬合接触が存在しないため，クレンチング時には同側（非作業側）の下顎頭が大きく挙上され関節内圧力が亢進する（A）．
両側性平衡咬合の場合，非作業側の咬合接触により同側下顎頭の挙上量が小さくなり顎関節が過剰な圧力から防護される（B）．

3 グラインディング

　グラインディングに関連したバイオメカニズムで理解する必要がある点は，側方滑走運動を誘導する歯に対して側方力が加わることである．犬歯誘導であれば一般に側方滑走運動の前頭面投影角は急峻であり，グラインディング中に犬歯に対して大きな側方力が生じる（図5A，6A）．睡眠時ブラキシズム患者の犬歯にはしばしば咬耗が生じており，側方滑走運動は上下顎咬耗面がぴったりと接触した状態で誘導される．この接触

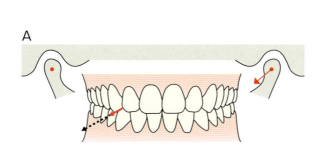
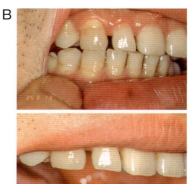

図5　グラインディング時のバイオメカニズム
グラインディング中には側方滑走運動を誘導する歯に大きな側方力が生じる．特に犬歯誘導の場合，犬歯に生じる側方力は大きい．

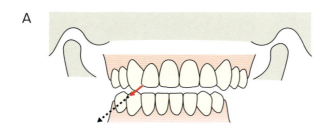
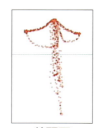
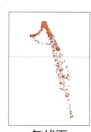

前頭面　　矢状面

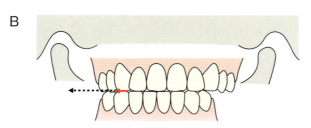
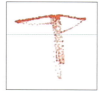

前頭面　　矢状面

図6　咬耗の進行による側方滑走運動の前頭面投影角の変化
犬歯誘導の場合，側方滑走運動の前頭面投影角は急峻であり，犬歯にはグラインディング時に大きな側方力が生じるが（A），咬耗が進行すると前頭面投影角はフラットになり側方力も小さくなる（B）.

為害作用とそのメカニズム III-1
睡眠時ブラキシズムに関連する顎口腔系のバイオメカニズム

はしばしば犬歯尖頭対尖頭位まで維持されるが（図5B），機能的運動時には尖頭対尖頭位での接触は生じないためこうした接触が認められることはグラインディングの存在を強く示唆している．犬歯の咬耗が進行するとしばしば上顎犬歯の形態が平坦化し，側方運動の前頭面投影角は緩やかになり，小臼歯も側方運動の誘導に加わり小臼歯に側方力が生じる（図6，Column3）．

Column 3 │ 咬耗はグラインディングに対する適応か?!

　グラインディング時のバイオメカニズムは側方咬合様式に規定される．個性正常咬合を有し犬歯誘導の患者の場合，グラインディング時に犬歯に大きな負荷がかかるが，犬歯の咬耗が進行するとセミ・グループファンクションとなり小臼歯も合わせて誘導に加わり，小臼歯にも側方力が加わるようになる．一方ではグラインディング時の側方力が犬歯・小臼歯で配分され，さらにはグラインディングの前頭面投影角が緩やかになるため側方方向への負荷も弱まる．咬耗が進行し大臼歯部までガイドに加わると，さらに多くの歯でグラインディングを誘導することになり，グラインディング時に生じる力が犬歯に集中することが避けられる．側方方向への負荷の低減のみならず力の配分も可能となる．歯根破折などが起こらず緩やかに進行する咬耗はグラインディングに対する適応なのかもしれない（図6）．

参考文献

1) Kudo A et al. Frequency distribution of the number and amplitude of electromyographic waveforms of the masseter muscle during sleep in patients with a clinical diagnosis of sleep bruxism. Cranio. 2023 : 1-13. Online ahead of print.

2) Baba K et al. Influence of alteration of occlusal relationship on activity of jaw closing muscles and mandibular movement during submaximal clenching. J Oral Rehabil. 2000 ; 27 : 793-801.

3) Gurdsapsri W et al. Influence of clenching level on intercuspal contact area in various regions of the dental arch. J Oral Rehabil. 2000 ; 27 : 239-44.

4) Suganuma T et al. Effect of stabilization splint on occlusal force distribution during voluntary submaximal tooth clenching : a preliminary sleep simulation study. Cranio. 2013 ; 31 : 100-8.

5) Kinsel RP , Lin D. Retrospective analysis of porcelain failures of metal ceramic crowns and fixed partial dentures supported by 729 implants in 152 patients : patient-specific and implant-specific predictors of ceramic failure. J Prosthet Dent. 2009 ; 101 : 388-94.

6) Baba K et al. Association between masseter muscle activity levels recorded during sleep and signs and symptoms of temporomandibular disorders in healthy young adults. J Orofac Pain. 2005 ; 19 : 226-31.

7) Yamazaki M et al. Effect of clenching level on mandibular displacement in Kennedy Class II partially edentulous patients. Int J Prosthodont. 2003 ; 16 : 183-8.

8) Okano N et al. The influence of altered occlusal guidance on condylar displacement during submaximal clenching. J Oral Rehabil. 2005 ; 32 : 714-9.

9) Minagi S et al. Relationship between balancing-side occlusal contact patterns and temporomandibular joint sounds in humans : proposition of the concept of balancing-side protection. J Craniomandib Disord. 1990 ; 4 : 251-6.

2 為害作用① 睡眠時ブラキシズム

馬場一美

1 歯，歯冠修復物，歯根，歯周組織に対して

1 歯

　最も一般的なブラキシズムの為害作用は，歯の咬耗である．咬耗は主にグラインディングにより引き起こされ，永久歯にも乳歯にも観察される．過度なグラインディングにより咬耗が接触点を越えて進行すると，食片圧入の原因や審美的な問題となる．極端な例では，咬耗が二次象牙質の生成より速く進行し歯髄炎が引き起こされたり，歯の隅角部が鋭利となり頬や舌，口唇などの軟組織が傷つけられたり，顎間関係が変化し咬合高径が失われる場合もある（図1）．グラインディングによる側方力によりエナメル質が欠けたり咬頭が破折することも稀ではない（図2）．

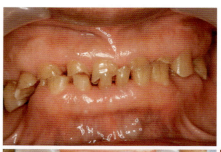
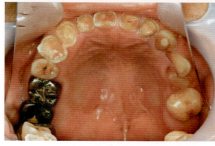
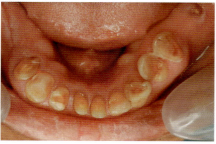

図1　咬耗の進行による咬合高径の低下
患者：74歳・男性．主訴：前歯部の冷水痛と審美的な問題
全顎に生じた高度の咬耗により，エナメル質の大部分が失われ咬合高径が低下している．

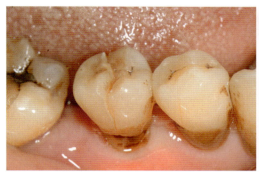
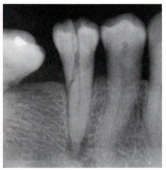

図2 エナメル質の破折
患者：55歳・男性
主訴：下顎右側小臼歯の咬合痛
歯冠部のエナメル質が完全に破折歯し露髄している．

2 歯冠修復物

　歯冠修復物については，金属クラウンの場合には摩耗，セラミックスの場合にはチッピング（破損）が認められる．陶材焼付ジルコニアクラウンや陶材焼付金属クラウンの前装部に使用されるポーセレンは機械的強度，破折に対する抵抗性が低く，チッピングのリスクが高いので注意が必要である[1]（図3A, B）．特に最後方臼歯のポーセレンチッピングは高頻度で認められる睡眠時ブラキシズム関連の臨床的問題である（図3C）．セラミックスであっても，近年普及しつつあるモノリシックジルコニアであればそうしたリスクは軽減可能である（Column4, 図4）．

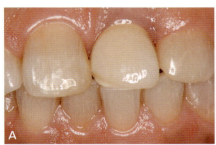
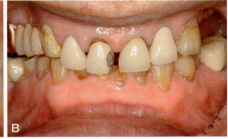
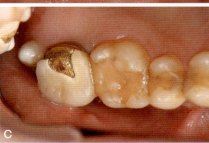

図3　ポーセレンのチッピング（破損）
陶材焼付ジルコニアクラウンや陶材焼付金属クラウンのレイヤリング・セラミックス（ポーセレン）のチッピングは，最も高頻度で認められる睡眠時ブラキシズムに関連した臨床的トラブルである．
患者A：50歳・女性，主訴：上顎左側前歯の切縁破損
患者B：66歳・男性，主訴：上顎右側前歯前装部の破損
患者C：41歳・男性，主訴：上顎左側第二大臼歯前装部の破損

Column 4 | モノリシックジルコニア

　従来型のジルコニア（正方晶ジルコニア多結晶体）は機械的強度に優れているが透明度が不足しているため，審美性を向上させるために，ジルコニア・フレームを作成して，その上にレイヤリング・セラミックス（陶材）を築盛して製作される．そのため二層構造となり，強度の低いレイヤリング・セラミックス部のチッピングが少なからず認められた．

　近年，透明度の高いジルコニア（高透光性ジルコニア）が開発され，単一材料でのジルコニア・クラウン（モノリシックジルコニア・クラウン）を製作することが可能となり，上記の問題が解決され，広く臨床応用されるようになった．モノリシックジルコニアを用いればレイヤリング・セラミックスが不要なためチッピングリスクが軽減される（図4）．

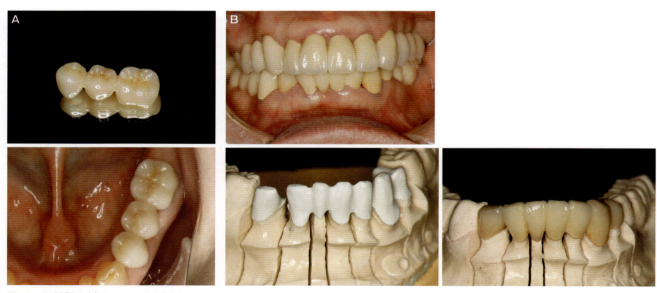

図4　2種類のジルコニアクラウン
高透光性ジルコニア（モノリシックジルコニア）で製作された下顎左側臼歯部のブリッジ（A）．従来型ジルコニアフレームワークにレイヤリングポーセレンを築盛して製作された陶材焼付ジルコニアブリッジ（B）．

3 歯根

　咬合力への抵抗性が低い失活歯の場合には，歯冠部歯質の破折や歯根破折も稀ではない．失活歯の歯根破折リスク要因としては，抜髄に伴う歯質の喪失をはじめとして，根管治療に伴う髄腔開拡時の切削応力，根管治療中の健全な象牙質の過度の除去，根管内への長期貼薬剤投与，根管充填時の過剰垂直充填圧などが考えられる[2,3]（図5）．また，支台築造に使用するマテリアルの影響については，レジンコアのほうがメタルコアより長期的な生存率が高く[4]，その一因として歯根破折の発生率が低い傾向があることが報告されている[5]．ただし，過去の研究では睡眠時ブラキシズムの影響が検討されておらず，歯根に加わる咬合力が大きい睡眠時ブラキシズム患者であれば上記の傾向が顕在化する可能性が高い．

　犬歯誘導あるいはセミ・グループファンクションの場合，グラインディングによる側方力は犬歯ならびに小臼歯に集中するため，咬耗だけでなく歯根破折の原因になることがあり得る（図6A）．また，前述のようにクレンチングが高頻度で行われると最後方臼歯部に力が集中するため当然歯根破折リスクは高くなる（図6B）．生活歯であっても咬合力が集中する第二大臼歯については歯根破折が認められることもあり注意が必要である（図7）．

　歯根破折が生じた歯は抜歯適応となるため患者にとっては重篤な問題である．事実，破折は歯周病，う蝕に続き抜歯原因の第3位であり，注意を要する（CHAPTER I-1 図1参照）．

失活歯の歯根破折リスク要因

- 髄腔開拡時の切削応力（ファイル操作）
- 根管治療中の健全な象牙質の過度の除去
- 根管内への長期貼薬剤投与
- 根管充填時の過剰垂直充填圧

失活歯の歯根破折

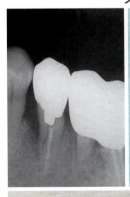
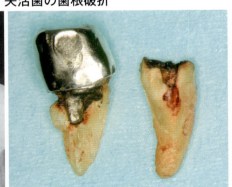
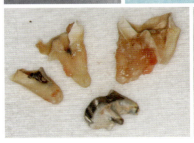
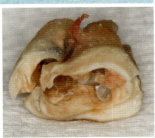

図5　失活歯の歯根破折リスク要因

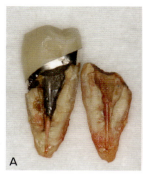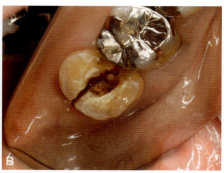

図6 歯根破折
クレンチングによる咬合力は第二大臼歯に集中し，グラインディング時の側方力は側方滑走運動を誘導（ガイド）する犬歯，小臼歯に集中する．特に失活歯にこうした力が作用すると歯根破折をきたす可能性が高い．
患者A：63歳・女性，主訴：下顎左側小臼歯の疼痛
患者B：69歳・女性，主訴：上顎左側第二大臼歯の疼痛

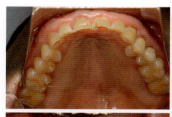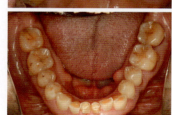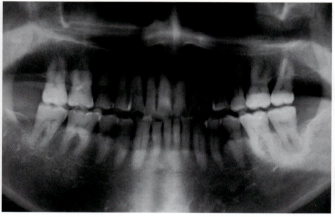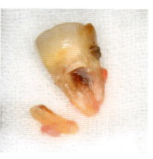

図7 生活歯の歯根破折
患者：72歳・男性，主訴：下顎左側大臼歯部の咬合痛
全顎的に中程度から重度の咬耗があり，長年睡眠同伴者には歯ぎしり音を指摘されていた．
咬合痛のあった下顎左側第二大臼歯部のポケットは10mm，エックス線写真上で垂直性の透過像があり保存不可能と判断し，抜歯したところ歯根破折が認められた．睡眠時ブラキシズムにより第二大臼歯に咬合力が集中し歯根破折に至り，同歯が失活し歯周病を併発したと考えられる．

　さらに，歯質の機械的性質は加齢によっても低下するためその点についても理解が必要である．睡眠時ブラキシズム関連の問題が高齢になると顕在化する一因と考えられる．

4　歯周組織

　プラークコントロールが良好で歯肉に炎症がなければ，睡眠時ブラキシズムが単独で歯周病の原因となることはない．しかし，プラークコントロールが不十分で歯肉に炎症が存在したり，歯に動揺が認められる場合には，睡眠時ブラキシズムによって歯に加わる力で歯が揺り動かされ，歯周病が悪化する．
　つまり，睡眠時ブラキシズムは抜歯の3大原因のうち歯周病，破折と関わっていると捉えることができる（CHAPTER I-1 図1参照）．

為害作用とそのメカニズム
為害作用①睡眠時ブラキシズム　III-2

2　インプラントに対して

　オッセオインテグレーションが獲得されているインプラントの上部構造については，歯冠修復物と同様に金属クラウンの場合には摩耗，セラミックスの場合にはチッピング（破損）が認められるが，天然歯と異なりインプラント体は顎骨とオッセオインテグレーションしていることから，歯根膜による力の緩衝作用が期待できず，睡眠時ブラキシズムの力が直接伝わってしまうため，上部構造にトラブルが生じるリスクが高くなる．特にチッピングの問題，補綴用スクリューの緩みには注意が必要である（図8, 9）．スクリューが緩んでいる状態が放置されるとインプラント体の破折が生じる可能性もある．文献的にも睡眠時ブラキシズム患者は睡眠時ブラキシズムのない患者と比較してのポーセレン破折リスクは12倍，スクリューの緩み・破損リスクはそれぞれ5倍・41倍，インプラント喪失リスクは3倍であることが報告されている[6,7]．

　また埋入後，オッセオインテグレーションが獲得されてない早期において，インプラント体に睡眠時ブラキシズムの力が及び，その結果生じるマイクロムーブメントが制御できないとインプラント体を早期ロストする可能性もあるので，インプラント手術後の力の管理は大変重要である．ITIコンセンサス声明において単独インプラントについては睡眠時ブラキシズム等のパラファンクションは即時荷重の禁忌と明記されている[8]．

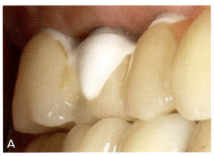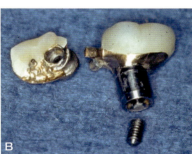

図8　インプラント上部構造のトラブル
インプラントの上部構造として製作された陶材焼付ジルコニアクラウンのポーセレン部の破折（A）．スクリューの緩みを長期間放置するとスクリューの破折のみならず上部構造（金属部）の破折の原因となる（B）．
患者A：56歳・女性，主訴：上顎上部構造の破損
患者B：60歳・男性，主訴：スクリューと上部構造の破折

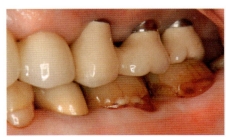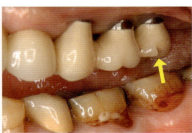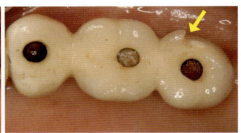

図9　最後方臼歯部インプラントの上部構造
睡眠時ブラキシズム患者で最後方臼歯部に埋入されたインプラントの上部構造は，歯根膜がないことも相まって非常に強い咬合力を受けるため，セラミックスのチッピング（矢印）が生じやすい．
患者：67歳・女性，主訴：インプラント上部構造の破損

3 欠損歯列患者

　歯が欠損して咬合接触歯数が減少すると睡眠時ブラキシズムの力は小さくなると信じられていた時代もあるが，CHAPTER II-1で解説したように睡眠時ブラキシズムは睡眠状態の変化（マイクロアローザル）に伴われて生じるため，その発生が咬合接触の影響を受けることはない．つまり，歯が少なくなっても睡眠時ブラキシズムは持続するし，無歯顎患者においても，睡眠時ブラキシズムのような睡眠中の閉口筋活動が起こることが報告されている[9]．

　特に，多数歯欠損症例で残存歯の接触が残っている場合には注意を要する．こうした症例では睡眠時ブラキシズムの力が残存歯に集中し，過度な咬耗や動揺度の増大をきたす可能性が高い（図10）．図10に示した患者は睡眠時ブラキシズムの自覚はないが，右側犬歯部に顕著な咬耗を生じている．この患者は日中は義歯を装着し睡眠中は装着してないため，同部が咬合接触するのは睡眠中のみであり，生じている咬耗は睡眠時ブラキシズムによると判断できる．また，オーバーデンチャーの症例で一見，咬合接触がないようにみえる症例でも義歯非装着時に根面板と対合歯とが咬合接触する場合も同様の問題を生じるので注意を要する（図11）．

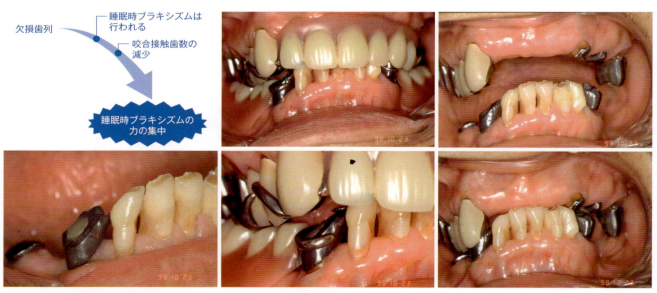

図10　欠損歯列患者の睡眠時ブラキシズム①咬合接触がある場合
睡眠時ブラキシズムの力が残存歯に集中し，過度な咬耗，動揺度の増大，歯根破折などの原因となる．
患者：72歳・女性，主訴：近医にて下顎右側の犬歯部に認められる重度の咬耗を指摘され来院
睡眠同伴者なし，睡眠時ブラキシズムの自覚なし
日中は義歯を常に装着しているが，睡眠中は義歯をはずしているとのこと．義歯装着時に右側犬歯部に咬合接触は存在しない．
義歯をはずすと咬合接触は同部にのみ認められ，睡眠時ブラキシズムによる咬耗と診断された．

為害作用とそのメカニズム
為害作用①睡眠時ブラキシズム　III-2

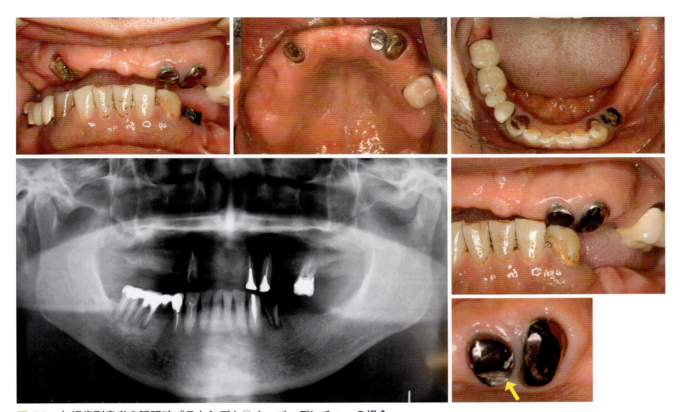

図11　欠損歯列患者の睡眠時ブラキシズム②オーバーデンチャーの場合
患者：72歳・男性，主訴：上顎左側根面板の痛み
睡眠同伴者なし，睡眠時ブラキシズムの自覚なし
日中は義歯を常に装着しているが，睡眠中は義歯をはずしているとのこと．義歯をはずすと上顎左側の根面板と対合歯との間に咬合接触が認められ，根面板には摩耗がみられたことから（矢印），睡眠時ブラキシズムによる咬耗と診断された．

　すれ違い咬合のように咬合接触がない場合でも残存歯が対顎の欠損部顎堤に接触し，発赤や潰瘍を生じる症例もある（図12）．また，片顎が無歯顎で咬合接触がない患者において，睡眠時ブラキシズムが行われ残存歯が対合する粘膜に接触し痛みを惹起する場合がある（図13）．これらの患者では睡眠時ブラキシズムが起こっても歯の接触がなく歯ぎしり音を生じないため検出されにくい．残存歯が対顎の粘膜に接触し，粘膜部の発赤の原因となるが，通常は歯と粘膜が接触すると痛みが生じ目が覚めるため重篤な状態には至らない．睡眠時ブラキシズムを見逃し，通常の義歯性潰瘍と誤診し，義歯床内面のリリーフなど，義歯調整を行っても奏功しないので注意を要する．義歯をはずして閉口させ発赤部と歯の接触部が一致し，こうした症状が起床時に観察される場合は睡眠時ブラキシズム原性であると判断できる．超高齢社会に突入した我が国では，こうした高齢者の睡眠時ブラキシズムへの対応も必要である．

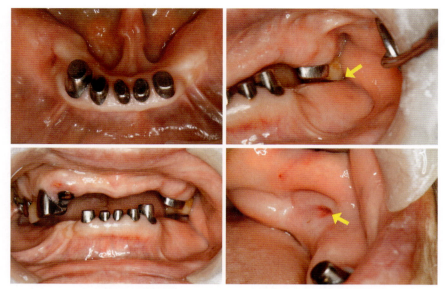

図12 欠損歯列患者の睡眠時ブラキシズム③咬合接触がない場合（すれ違い咬合）
患者：78歳・男性，主訴：左右下顎欠損部顎堤粘膜に毎朝，繰り返し生じる痛み
全身的特記事項：なし
義歯を使用するようになる前には，睡眠同伴者により睡眠時ブラキシズムを指摘されていた．
日中は上下顎部分床義歯を常に装着しているが，睡眠中は義歯をはずしているとのこと．義歯非装着時には咬合接触は存在しない（すれ違い咬合）．義歯をはずして閉口させると，下顎左側欠損部顎堤に対合歯が食い込み，同部に発赤・潰瘍を生じていたことから（矢印），睡眠時ブラキシズムによる潰瘍と診断された．

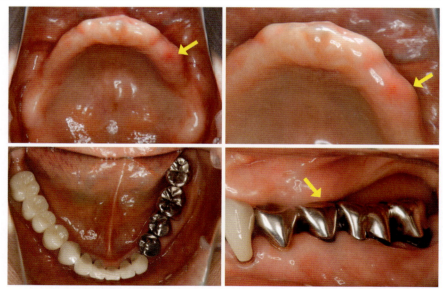

図13 欠損歯列患者の睡眠時ブラキシズム④咬合接触がない場合（上顎全部床義歯患者）
患者：75歳・女性，主訴：上顎犬歯部欠損部顎堤粘膜の起床時に生じる軽度の痛み
全身的特記事項：なし
上顎が無歯顎になる前は上顎前歯部が残存しており両側遊離端欠損に対して部分床義歯を使用していたが，その当時は起床時に残存歯に違和感を感じ，睡眠時ブラキシズムについて歯科医師に指摘されていた．日中は上顎全部床義歯を常に装着しているが，睡眠中は義歯をはずしているとのこと．起床時に上顎欠損部歯肉に軽度の痛みがあるとのこと．上顎欠損部顎堤に発赤が認められ（矢印），当初は義歯性潰瘍を疑った．上顎に歯があった頃は睡眠時ブラキシズムを自覚していたとのこと．また，閉口させると対合歯が当該部に接触するため（矢印），睡眠時ブラキシズムによる発赤と診断された．

為害作用とそのメカニズム **III-2**
為害作用①睡眠時ブラキシズム

4 咀嚼筋・顎関節に対して

　持続的な咀嚼筋の筋収縮が，筋痛や筋の疲労感を引き起こすことが知られている．睡眠時ブラキシズムによって筋痛が生じる可能性はあるが，その特徴は，起床時に痛みのレベルが高く，時間の経過とともに痛みが消失していくという経時パターンである．しかし，睡眠時ブラキシズムが日中にも持続的に観察される慢性筋痛の原因となることはない．慢性筋痛はむしろ睡眠時ブラキシズムの頻度を減少させる傾向にある[10]．痛みがあると防護反応が働き筋収縮が制御される，いわゆるペインコントロール理論と呼ばれるメカニズムが働くと考えられている．慢性筋痛が認められる場合にはTCH（CHAPTER III-3参照），ストレス等，他の原因を考慮するべきである．

　また，顎関節については閉口筋活動の作用，つまり下顎頭の挙上により顎関節内の圧力が亢進し（CHAPTER III-1 図1参照），顎関節痛を生じたり，外側翼突筋の作用により関節円板前方転位の原因となる（CHAPTER III-3-1参照）．文献的にも睡眠時ブラキシズムと顎関節のクリックとの関連性が報告されている[11]．特に起床時に一時的に観察される間欠性ロック（非復位性関節円板転位）は，しばしば睡眠時ブラキシズムと関連している（Column5）．

5 睡眠同伴者に対する影響

　睡眠時ブラキシズムに伴う「キリキリ」「クチャクチャ」といった音は睡眠同伴者にとって心地良いものではない．いびきも同様であるが，音の不快さはいわゆる「歯ぎしり」のほうがより重篤である．睡眠中に生じる行動のため本人が直接こうした不快な音を聞くことはないが，しばしば睡眠同伴者の睡眠の質を低下させたり，睡眠を妨げる結果となる．また，歯ぎしり音を他者に指摘されると，きまりが悪かったり困惑するものである．

参考文献

1) Kinsel RP, Lin D. Retrospective analysis of porcelain failures of metal ceramic crowns and fixed partial dentures supported by 729 implants in 152 patients : patient-specific and implant-specific predictors of ceramic failure. J Prosthet Dent. 2009 ; 101 : 388-94.
2) Haupt F et al. Risk Factors for and Clinical Presentations Indicative of Vertical Root Fracture in Endodontically Treated Teeth : A Systematic Review and Meta-analysis. J Endod. 2023 ; 49 : 940-52.
3) Weirong T et al. Identifying and reducing risks for potential fractures in endodontically treated teeth. J Endod. 2010 ; 36 : 609-17.
4) Hikasa T et al. A 15-year clinical comparative study of the cumulative survival rate of cast metal core and resin core restorations luted with adhesive resin cement. Int J Prosthodont. 2010 ; 23 : 397-405.

Column 5 | 顎関節症と睡眠時ブラキシズム

　クリックとは関節円板前方転位が生じ，開口時に関節円板が復位する際に関節音が生じる状態であり，しばしば睡眠時ブラキシズム患者で観察される[11]．クリックがロック（非復位性関節円板転位）に移行することがあり，ロック状態になると開口しようとしても関節円板が復位しないため開口量が著しく制限される．その原因の1つとして睡眠時ブラキシズムによる顎関節内圧力の上昇があげられ，起床時に一時的に開口できなくなる間欠性のロックがその典型である．

クリック（復位性関節円板転位）
　復位性関節円板転位の別称で，円板が転位していて開口時に元に戻るため開口はできるが，開閉時にクリック音が生じる状態をいう．一方，開口時に元に戻らなくなるとロックと呼ばれる．

間欠性ロック（非復位性関節円板転位）
　間欠性ロック（非復位性関節円板転位）とは，関節円板が転位していて，開口しようとしても関節円板が元に戻らないため，引っかかったままの状態で開口量が著しく制限されることをいう．クリック音もしない．クリックからロックに移行することがよくあるが，その原因として睡眠時ブラキシズムによる顎関節内圧力の上昇があげられる．朝起きたときにクリックから一時的にロックに移行しており，開口できなくなっていることも稀ではない（起床時の間欠性ロック）．

5) 峯　篤史．"2013年における"歯根破折防止策の文献的考察．日補綴会誌．2014；6：26-35.

6) Chrcanovic BR et al. Bruxism and dental implant treatment complications : a retrospective comparative study of 98 bruxer patients and a matched group. Clin Oral Implants Res. 2017 ; 28 : e1-e9.

7) Chrcanovic BR et al. Bruxism and dental implant failures : a multilevel mixed effects parametric survival analysis approach. J Oral Rehabil. 2016 ; 43 : 813-23.

8) Gallucci GO et al. Consensus statements and clinical recommendations for implant loading protocols. Int J Oral Maxillofac Implants. 2014 ; 29 Suppl : 287-90.

9) Okeson JP et al. Nocturnal bruxing events in healthy geriatric subjects. J Oral Rehabil. 1990 ; 17 : 411-8.

10) Muzalev K et al. Effect of experimental temporomandibular disorder pain on sleep bruxism : a pilot study in males. Clin Oral Investig. 2020 ; 24 : 103-11.

11) Baba K et al. Association between masseter muscle activity levels recorded during sleep and signs and symptoms of temporomandibular disorders in healthy young adults. J Orofac Pain. 2005 ; 19 : 226-31.

3 為害作用② 覚醒時ブラキシズム

西山 暁

　一般的に覚醒時ブラキシズムで生じる力の大きさは，睡眠時ブラキシズムで生じる力より小さいと考えられ，1つのブラキシズムエピソードは睡眠時ブラキシズムよりは長く，1日あたりの総エピソード時間は長時間化しやすいと考えられる．したがって，歯質のような硬組織や補綴装置のような人工物よりも，顎関節や咀嚼筋（特に閉口筋），歯周組織，歯髄，義歯床下粘膜などの軟組織に対して為害作用が生じやすいといえる．疾患別でみると，顎関節症や歯周病，歯根膜痛，歯髄の知覚過敏症状，義歯床下粘膜痛などがある（図1）．ここではこれらの疾患との関連について解説する．

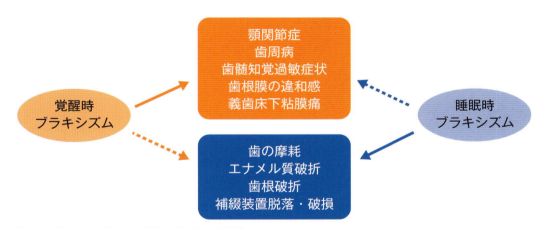

図1　ブラキシズムによる顎口腔系への影響
硬組織への害は睡眠時ブラキシズムの関与が疑われる．一方，軟組織への害は覚醒時ブラキシズムの影響が大きい．

1 顎関節症への影響

顎関節症は「顎関節や咀嚼筋の痛み，関節雑音，開口障害あるいは顎運動異常を主要症候とする障害」と定義されている[1]．そのおもな症状は「顎の痛み（顎関節痛，咀嚼筋痛）」「口が開かない（開口障害）」「顎を動かすと音がする（関節雑音）」であり，これらは"三大症状"と呼ばれている．顎関節症は特定の単一原因により引き起こされる疾患ではなく，さまざまな要因（寄与因子）の積み重ねによって生じる"多因子疾患"と考えられている[1]（図2）．

寄与因子には大きく分けて行動要因，環境要因および宿主要因があり，各要因のどの寄与因子が最も大きく関与するのかについては明確な結論は出ていないが，行動要因の1つであるブラキシズムは"黒に近いグレー"と考えられている．2,203名の企業就労者に対して行った質問票による調査でも，顎関節症症状に直接的に関与する要因として，ブラキシズムが示されている[2]．ブラキシズムのうち，睡眠時ブラキシズムの影響については，顎関節や咀嚼筋に痛みが存在すると睡眠時ブラキシズムが抑制されると報告されており[3]，近年では覚醒時ブラキシズムの影響についても注目されている．痛みを伴う顎関節症患者に対して，覚醒中の上下の歯の接触頻度を質問票により調査した研究によると，52.4%の患者に高頻度で上下の歯の接触が認められ，頻度が少ない者と比較して頻度の高い場合は顎関節症の痛みが悪化する可能性が1.944倍に増加すると報告されている[4]．

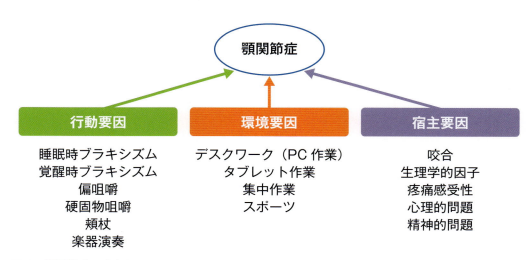

図2　顎関節症の寄与因子

III-3 為害作用とそのメカニズム
為害作用②覚醒時ブラキシズム

1 咀嚼筋痛

　咀嚼筋痛の患者と健常者に対して，アラームつきの腕時計を用いて，非機能的な上下の歯の接触有無を測定した研究では，咀嚼筋痛の患者のほうが健常者よりも約4倍も多く非機能的な歯の接触を行っていたと示されている[5]（図3）．国際的な顎関節症の臨床診断基準であるDC/TMD（Diagnostic criteria for TMD）により咀嚼筋痛障害と診断された患者において，患者のセルフレポートと臨床所見に基づき覚醒時ブラキシズムの有無との関連を調べた研究では，咀嚼筋痛障害と覚醒時ブラキシズムの間には関連性が認められたと報告されている[6]．

　咀嚼筋については，筋の総負荷量（筋活動量×持続時間）を一定にして実験的にクレンチング（噛みしめ・食いしばり）を行わせた結果，強くて短いクレンチング（睡眠時ブラキシズムを想定）よりも，弱くて長いクレンチング（覚醒時ブラキシズムを想定）のほうが，咬筋の組織酸素飽和度（局所の酸素レベル）の回復が遅れる傾向があると示されており，覚醒時ブラキシズムが咀嚼筋に為害作用を与える可能性が示唆されている[7]（図4）．

　ネズミの後足を結紮して末梢側の持続的な血流阻害を起こさせた研究によると，これによりTRPA1（Transient Receptor Potential A1）という，痛みに関与する細胞膜

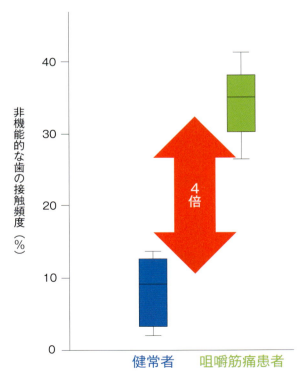

図3　咀嚼筋痛患者と健常者の非機能的な歯の接触頻度
（文献5）より引用改変）

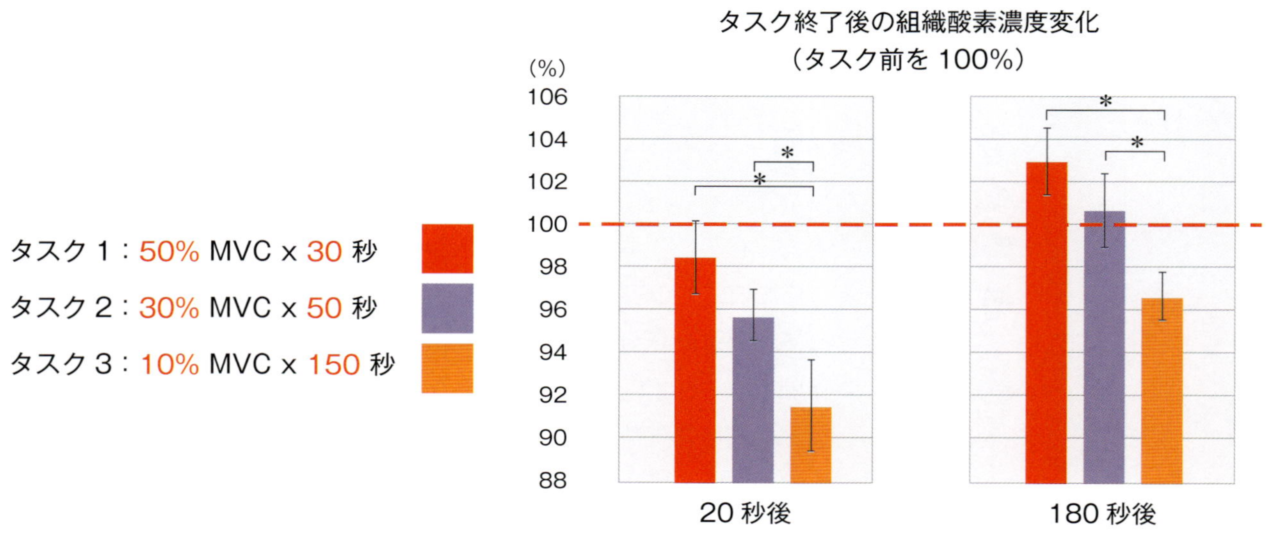

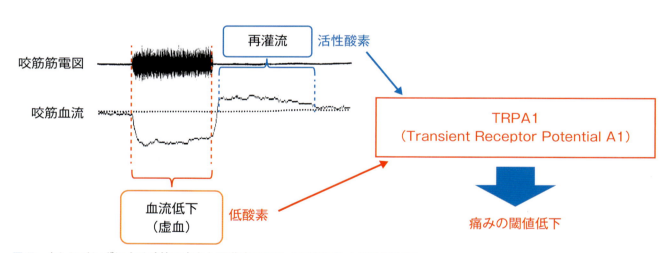

図4 総負荷量を一定としたクレンチングによる咬筋組織酸素飽和度の回復（文献7)より引用改変）
MVC：Maximal Voluntary Contraction（最大随意収縮）

図5 クレンチングによる咬筋の虚血と再灌流の関係（文献8,9)より引用改変）

のチャンネルが活性化され，痛みの感受性が増加するといわれている[8]．このTRPA1は抹消組織の虚血による低酸素状態だけではなく，結紮を解いた後に生じる一過性の血流増加による再灌流で生じた活性酸素によっても活性化される．

咬筋においてもクレンチング中の咬筋血流低下とクレンチング終了後の血流増加は観察されることから[9]，上下の歯を長時間接触していることによる閉口筋の持続的収縮による虚血状態と，歯の接触行動が中断された際に生じる閉口筋の血管に生じる再灌流が繰り返されることによって，咀嚼筋の痛みが生じることが考えられる（図5）．

2 顎関節痛

　正常な顎関節では関節円板は下顎頭と関節隆起後方斜面の間に位置している．この関節円板は線維性組織で構成されており，その表面には血管や神経線維の分布はほぼ認められない．したがって咬合力やブラキシズムによる負荷が加わっても，通常は痛みを感じることはない．一方，関節円板の後方には後部組織とよばれる軟組織が存在し，この組織には血管や神経線維が豊富に存在している．

　関節円板の転位は顎関節症患者の約80％，顎関節症症状を伴わない健常者の約30％に存在するといわれている[10-12]．関節円板転位の多くは前方転位であり，この場合円板後部組織は下顎頭と関節隆起後方斜面の間に位置することになる．この関節円板転位を想定したモデルに対し，有限要素法を用いて最大筋力の20％程度での持続的なクレンチングをシミュレーションした研究によると，負荷直後では下顎頭は前上方に約0.1mm程度の変位であるのに対し，3分経過後では0.6mmと下顎頭の変位量は増加していた[13]（図6）．これは，血管が豊富な円板後部組織の圧迫が持続することを意味し，これによって後部組織の虚血状態が生じ，咀嚼筋と同様の理由で顎関節の痛みを生じさせることが考えられる．また，顎関節痛障害と患者のセルフレポートと臨床所見に基づき覚醒時ブラキシズムの有無との関連を調べた研究では，両者に関連性が認められたと報告されている[6]．

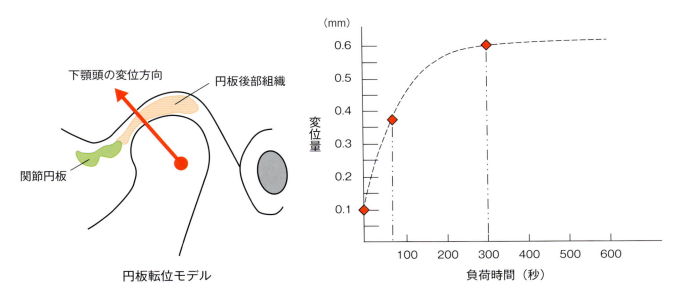

図6　クレンチングによる下顎頭の変位量（文献13）より引用改変）

3　関節円板転位

　DC/TMD の診断基準に基づき復位性顎関節円板障害と診断された患者において，患者のセルフレポートと臨床所見に基づき覚醒時ブラキシズムの有無との関連を調べた研究では，復位性円板転位と覚醒時ブラキシズムの間には関連性が認められたと報告されている [6]．

　関節円板の前方部には外側翼突筋の上頭が付着しており，下顎の閉口時に活動するといわれている [14]．したがって覚醒時ブラキシズム，特に TCH のような持続的な歯の接触があると外側翼突筋上頭も持続的に収縮し続けることになり，その結果として関節円板を前方に牽引することが考えられる（図7）．

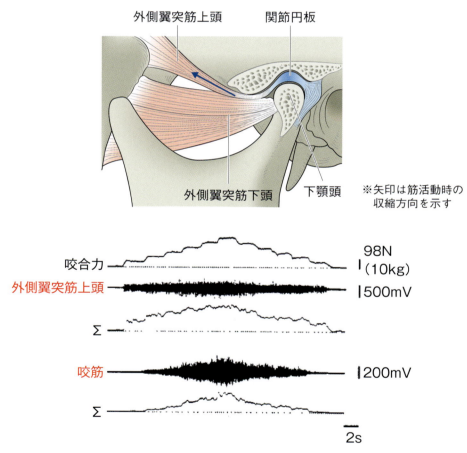

図7　**外側翼突筋の付着と咬合時の筋活動**（文献14)より引用改変）

2 歯周病への影響

歯周病は歯周病原細菌による感染症だが，その増悪や治癒を阻害する要因として，以前からブラキシズムの関与が指摘されてきた．特に睡眠時ブラキシズムが注目され，対応としてオクルーザル・スプリント（口腔内装置，ナイトガード，オクルーザル・アプライアンス）の使用や咬合調整が長年行われてきた．しかし近年では，覚醒時ブラキシズムの影響についても注目されるようになってきている．

歯周病と診断された患者に対して質問票を用いた調査では，"睡眠時ブラキシズムを保有する可能性が高い"割合よりも，"TCHを保有する可能性が高い"割合のほうが大きいことが報告されている[15]．また，歯周病の重症度と咬筋の活動時間を測定した研究によると，咬筋の活動時間は睡眠時より覚醒時のほうが長く，さらに中等度以上の歯周病患者では軽度の歯周病患者または健常者と比較して咬筋の活動時間が長かったと報告されている[16]（図8）．さらに，非機能的な咬筋活動レベルと併せて，喫煙や糖尿病など歯周病を悪化させる可能性のある他の要因も含めた多変量解析研究では，覚醒時ブラキシズムが進行性の歯周病のハイリスク因子（ハザード比：4.86）になり得ることが示されている[17]．

これらのことから，歯周病に対してブラキシズムが及ぼす影響は，睡眠時よりも覚醒時のほうが大きい可能性があるといえる．

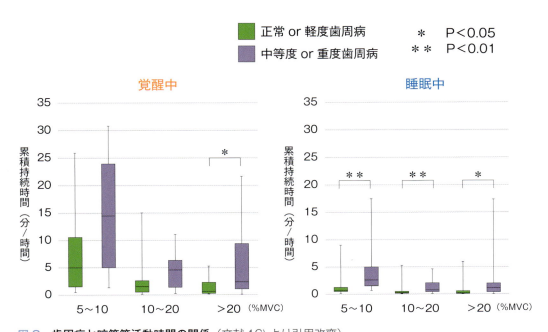

図8　歯周病と咬筋筋活動時間の関係（文献16）より引用改変）
MVC：Maximal Voluntary Contraction（最大随意収縮）

3　歯髄への影響

　歯髄に関連した臨床症状のとして知覚過敏症があるが，臨床においては対応が困難なことが多い疾患である．知覚過敏症の多くは象牙質知覚過敏症であり，その原因としては動水力学説が有力である．これは，露出した象牙細管内の組織液が外部からの刺激（物理的刺激，化学的刺激）により移動し，歯髄内の知覚神経を興奮させることにより痛みが生じるとされている（図9A）．したがって，修復物の不適合や歯肉退縮による根面の露出，くさび状欠損，咬耗による象牙質の露出などを伴うことが多いという特徴がある（図9B）．

　しかし，修復物のない天然歯で，根面は歯肉に被覆され，咬合面にも象牙質の露出が認められないにも関わらず，知覚過敏症状を訴える症例に遭遇することがある．このような症例の場合，象牙質の露出を伴わないため，象牙質知覚過敏症における動水力学説では説明することができず．他の何らかの理由で歯髄の痛みに対する閾値が低下していることが考えられる．

　第一小臼歯部で総負荷量（咬合力×持続時間）を一定としたクレンチングを行わせ，下顎第一小臼歯の電気歯髄診断器による反応閾値を測定した研究によると，強くて短い時間のクレンチング（睡眠時ブラキシズムを想定）でも閾値の低下が認められたが，弱くて長時間のクレンチング（覚醒時ブラキシズムを想定）のほうが閾値の低下を認めた割合が多かったと報告されている[18]（図10A）．このことから，睡眠時ブラキシズム

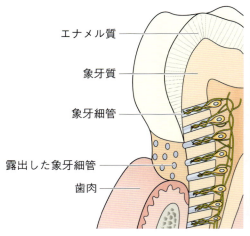
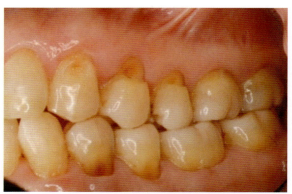

A：動水力学説の模式図　　　　　　　　　B：多数歯に及ぶ象牙質露出

図9　動水力学説と象牙質の露出
（写真は昭和医科大学歯学部歯科補綴学講座・馬場一美先生より提供）

為害作用とそのメカニズム
為害作用②覚醒時ブラキシズム　Ⅲ-3

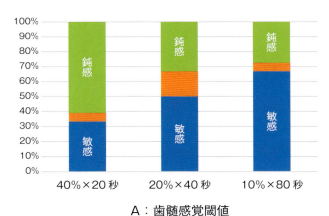
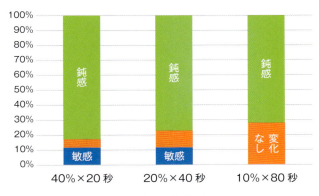

A：歯髄感覚閾値　　　　　　　　　B：歯根膜感覚閾値

図10　下顎第一小臼歯における歯髄および歯根膜感覚の変化（文献18）より引用改変）

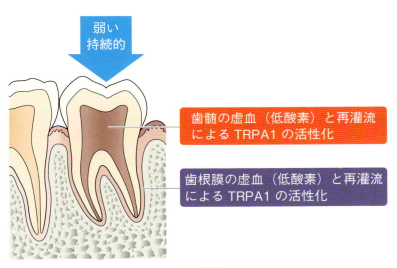

図11　歯髄の血流低下と歯根膜の血流低下

だけでなく，TCHのような力は小さいが持続時間の長い負荷によって知覚過敏症状を引き起こす可能性があると考えられる．

「なぜ歯に力が加わることにより知覚過敏症状が生じるのか」については，明確な理由が確定しているわけではないが，前述した虚血（血流低下）と再灌流の影響が考えられる．つまり，持続的な咬合力により根尖部が圧迫されることから，歯髄内の虚血と再灌流が繰り返され，それに伴い歯髄内のTRPA1が活性化されることが推察される（図11）．

4 　歯根膜への影響

　硬い食べ物を長時間咀嚼した後や，起床時に食いしばっていた感覚が強かったときなどに，奥歯が浮いたような感覚になり，いつもと異なる咬合感覚を経験したことはないだろうか．このように強い負荷が歯根膜に加わると，一過性に歯根膜の感覚が変化することはよく経験することである．

　ところが，この歯根膜の感覚変化は，弱い咬合力であっても長時間それが加わることにより引き起こされることが示されている[18]（図10B）．このような負荷が短時間または単回，あるいは負荷の頻度が少ない場合には，歯根膜の感覚変化は一過性であり，すぐに回復することができる．しかし，弱くても長時間持続するような負荷が高頻度で生じるようになると，歯根膜の痛みが感じやすくなる可能性が考えられる（図11）．これは，正座を長時間した後に触られても何も感じない状態（感覚鈍麻）の後に，少し触れただけでも痛みを感じる状態（感覚過敏）になる状況と同じであると考えられる．

　咬合感覚が一度変化すると，咬み合わせを探したりする行動（確認行動）が増加する可能性がある（CHAPTER Ⅱ-4-2参照）．このことがTCHを増強し，さらに歯根膜の痛みや咬合違和感を増強させることが予想される．このような患者にTCHのコントロール（CHAPTER Ⅴ-5参照）を適切に行ってゆくと，痛みの軽減や咬合違和感の改善が得られることを臨床上数多く経験する．

5 　義歯床下粘膜への影響

　部分床義歯や全部床義歯を装着している患者で，義歯の適合や咬合状態には問題がないにも関わらず，「義歯を装着していると，だんだんきつくなってくる」などと言われたことはないだろうか．また，何度調整しても，義歯床下粘膜の痛みが消失しない患者に遭遇したことはないだろうか．このような症状にも覚醒時ブラキシズムが関与している可能性がある．

　義歯床下粘膜に義歯床を介して圧を加えると，義歯床下粘膜の血流が低下する（図12A）．このとき，圧を加える時間を長くするほど，圧を除去した後の血流回復時間が遅延することがわかっている[19]（図12B）．咀嚼中に床下粘膜（または義歯）に圧が加わる時間は1秒以下であることから，このような長時間の圧が加わるのは覚醒時ブラキシズムが生じているときということになる．そして，義歯床下粘膜を義歯床により圧迫し続けることにより，義歯の窮屈さが生じると考えられる．

　また，義歯床下粘膜の虚血による低酸素状態，そして圧が解除された後に生じる再灌流による活性酸素の産生により，粘膜のTRPA1が活性化して痛みの感受性が増加し，

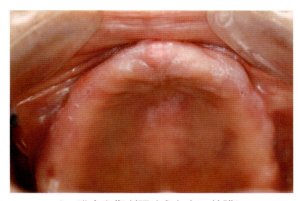
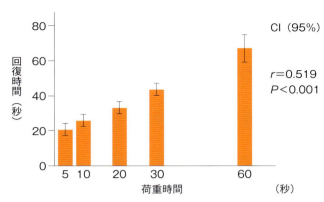

A：発赤や傷が認められない粘膜に痛みを感じることがある

B：床下粘膜の荷重時間と粘膜下血流の回復時間

図12　義歯床下粘膜の血流変化（文献19）より引用改変）

なかなか痛みが取れないことも考えられる．このような患者においても，TCHのコントロール（CHAPTERⅢ-5参照）を適切に行ってゆくことで，一日中義歯を装着できるようになったり，義歯床下粘膜の痛みが生じにくくなったりする．

実際，部分床義歯患者における義歯床下粘膜の疼痛強度と痛みの頻度に対する，覚醒時ブラキシズムの自覚との関連を調査した研究によると，覚醒時ブラキシズムが疑われる患者では疑いのない患者よりも疼痛強度は1.5倍に，痛み頻度は1.6倍になる可能性が示されている[20]．

6　歯冠・歯根および補綴装置に対する影響

エナメル質の過度の咬耗や破折，歯根破折，修復物の脱離やポーセレンのチッピングなど，硬組織や硬い構造物が破壊されたり破損したりするには，非常に大きな力が加わる必要がある．したがって，TCHのような弱くて持続的な覚醒時ブラキシズムでは，これらの障害が生じる可能性は低いと考えられる．しかし，スポーツ時などに生じる一過性の大きな力のクレンチングや，自制の効かないジストニアあるいはジスキネジアがある場合は，硬組織の破壊や破損が生じる可能性は否定できない．

7 インプラントへの影響

インプラント治療を行った患者へのレトロスペクティブな研究では，歯ぎしり，食いしばりがインプラント治療の失敗に対する潜在的な予測因子であると示されている[21]．また，インプラント治療の予後に影響するリスクファクターに関するシステマティックレビューによると，ブラキシズムは生存率に大きな影響を及ぼすリスクファクターである可能性が示唆されているものの，全体としては明確な結論を導くことはできないと報告されている[22]．これは，ブラキシズムを睡眠時と覚醒時に明確に分類していないことと，それらのブラキシズムの診断方法が一定していないことに起因すると考えられる．

8 睡眠時ブラキシズムと覚醒時ブラキシズムの為害作用の違い

睡眠時ブラキシズムが顎口腔系に及ぼす害と，覚醒時ブラキシズムが顎口腔系におよぼす害を明確に区別することは難しい．しかし，覚醒時ブラキシズムは力の大きさはそれほど大きくないものの，持続時間が長いという特徴があることから，軟組織や血流に関連する症状に関与すると考えらえる．すなわち，咀嚼筋や顎関節内組織，歯周組織，歯髄，歯根膜，義歯床下粘膜などに生じる害の多くは，覚醒時ブラキシズムの関与が大きいと考えられる．一方，硬組織の破損に関しては，コントロール困難な過大な力が生じる可能性のある，睡眠時ブラキシズムの関与が大きいといえる（図13）．

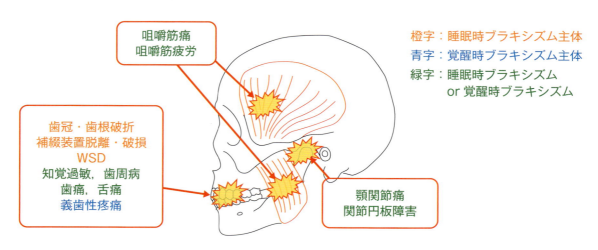

図13　ブラキシズムによる顎口腔系への影響

参考文献

1) 日本顎関節学会編. 顎関節症治療の指針 2020. https://kokuhoken.net/jstmj/publication/file/guideline/guideline_treatment_tmj_2020.pdf.

2) Nishiyama A et al. Influence of psychosocial factors and habitual behavior in temporomandibular disorder–related symptoms in a working population in Japan. Open Dent J. 2012 ; 6 : 240-7.

3) Lavigne GJ et al. Motor activity in sleep bruxism with concomitant jaw muscle pain. A retrospective pilot study. Eur J Oral Sci. 1997 ; 105 : 92-5.

4) Sato F et al. Teeth contacting habit as a contributing factor to chronic pain in patients with temporomandibular disorders. J Med Dent Sci. 2006 ; 53 : 103-9.

5) Chen CY et al. Nonfunctional tooth contact in healthy controls and patients with myogenous facial pain. J Orofac Pain. 2007 ; 21 : 185-93.

6) Karacay BC et al. Investigation of the relationship between probable sleep bruxism, awake bruxism and temporomandibular disorders using the Diagnostic Criteria for Temporomandibular Disorders (DC/TMD). Dent Med Probl. 2023 ; 60 : 601-8.

7) Satokawa C et al. Evaluation of tissue oxygen saturation of the masseter muscle during standardized teeth clenching. J Oral Rehabil. 2020 ; 47 : 19-26.

8) So K et al. Hypoxia-induced sensitisation of TRPA1 in painful dysesthesia evoked by transient hindlimb ischemia/reperfusion in mice. Sci Rep. 2016 ; 6 : 23261.

9) 鷹橋真弓・他. クレンチングが咬筋の皮膚表面血流 と筋内血流 に及ぼす影響. 補綴誌. 2001 ; 45 : 467-75.

10) Richard WK et al. Anatomic disorders of the temporomandibular joint disc in asymptomatic subjects. J Oral Maxillofac Surg. 1996 ; 54 : 147-53.

11) Ribeiro RF et al. The prevalence of disc displacement in symptomatic and asymptomatic volunteers aged 6 to 25 years. J Orofac Pain. 1997 ; 11 : 37-47.

12) Larheim TA et al. Temporomandibular joint disk displacement : comparison in asymptomatic volunteers and patients. Radiology. 2001 ; 218 : 428-32.

13) Hirose M et al. Three-dimensional finite-element model of the human temporomandibular joint disc during prolonged clenching. Eur J Oral Sci. 2006 ; 114 : 441-8.

14) 平場勝成. ヒト外側翼突筋上頭・下頭の関節頭並びに関節円板の運動に対する機能的役割. 日顎口腔機能会誌. 2003 ; 9 : 141-51.

15) Nakayama R et al. Bruxism-related signs and periodontal disease : A preliminary study. Open Dent J. 2018 ; 12 : 400-5.

16) Kato S et al. Relationship between severity of periodontal and masseter muscle activity during waking and sleeping hours. Arch Oral Biol. 2018 ; 9 : 13-8.

17) Ekuni D et al. Parafunctional masseter muscle activity during waking is related to periodontitis progression : A pilot prospective cohort study. J Clin Periodontol. 2021 ; 48 : 785-94.

18) Liang S, Nishiyama A et al. Changes in sensory thresholds of the pulp and periodontal ligaments after standardized tooth clenching. Int J Dent Oral Health. 2018 ; 4 : 1-7.

19) Akazawa H, Sakurai K. Changes of blood flow in the mucosa underlying a mandibular denture following pressure assumed as a result of light clenching. J Oral Rehabil. 2002 ; 29 : 336-40.

20) Kumagai H et al. Factors associated with mucosal pain in patients with partial removable dental prostheses. J Oral Rehabil. 2016 ; 43 : 683-91.

21) Chatzopoulos GS et al. Dental implant failure and factors associated with treatment outcome: A retrospective study. J Stomatol Oral Maxillofac Surg. 2023 ; 124 : 101314.

22) Do TH et al. Risk Factors related to Late Failure of Dental Implant-A Systematic Review of Recent Studies. Int J Environ Res Public Health. 2020 ; 17 : 3931.

Diagnosis of bruxism

CHAPTER IV

エビデンスに基づく診断

1 評価と診断① 睡眠時ブラキシズム

馬場一美

睡眠時ブラキシズムの診断には，その信頼性の程度により次の3つのレベルがある[1]．
- Possible Sleep Bruxism（Pos-SB）：睡眠時ブラキシズムの疑い
- Probable Sleep Bruxism（Prob-SB）：睡眠時ブラキシズムだろう
- Definite Sleep Bruxism（Def-SB）：睡眠時ブラキシズムが確定的

Possible Sleep Bruxism とは，質問票や問診（医療面接）で得られた患者の自己申告に基づく診断で，睡眠時ブラキシズムが疑われる状況である．Probable Sleep Bruxism とは，自己申告に加えて臨床検査に基づく診断であり，おそらく睡眠時ブラキシズムが存在しているであろうという状況である．Definite Sleep Bruxism は測定機器を用いた検査による客観的な結果に基づく診断であり，睡眠時ブラキシズムの確定診断と捉えることができる．

1 問診と診査による臨床診断

睡眠時ブラキシズム評価はさまざまな方法で行うことができる（図1）．これらの評価結果をもとに診断が行われるが，厳密には睡眠状態のモニタリングが必要なため睡眠実験室で行われる睡眠ポリグラフ検査がゴールドスタンダードである（CHAPTER Ⅱ-1参照）．しかし，コストや手間の問題を考えると，歯科受診患者にこうした検査を実施することは現実的ではない．そのため，1970年代に自宅にて睡眠中の閉口筋（咬筋）活動を測定可能な携帯型筋電計が開発され，数多くの睡眠時ブラキシズム研究において活用されてきた．これらの機器も操作やデータ解析が煩雑で主に研究目的で使用されてきたが，2000年代になるとさまざまな改良が加えられ患者自らが容易に自宅環境で測定することが可能となり，臨床において使用できるウェアラブル筋電計も上市され[2]（株式会社ジーシー，図2），2020年にはウェアラブル筋電計による検査が「睡眠時歯科筋電図検査」として保険収載された（図3）．睡眠状態のモニタはできないため一定の制限はあるが，測定・検査に基づく診断が健康保険適応になったことは大きな進歩である．

ただし，この検査は，問診または口腔内所見等から歯ぎしりが疑われる患者に対し，

エビデンスに基づく診断
評価と診断①睡眠時ブラキシズム　Ⅳ-1

睡眠ポリグラフ　　簡易型装置　　口腔内診査　　質問票

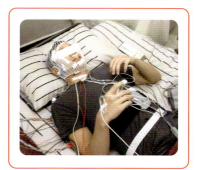
睡眠実験室

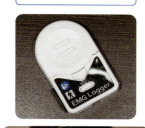

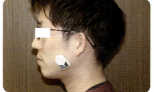
家庭環境

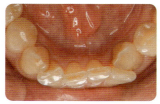

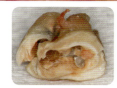

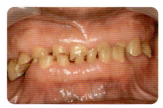

←　情報量　　　簡便性　→

図1　睡眠時ブラキシズムの評価
睡眠ポリグラフを用いれば多チャンネルの生体情報が得られ，睡眠時ブラキシズムの正確な評価が可能であるが，測定は容易ではない．口腔内診査や質問票を用いた評価は簡便ではあるが，信頼性が低い．

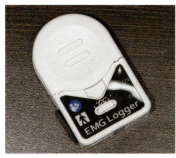

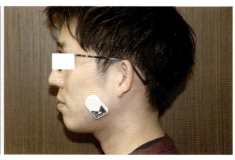

・睡眠中の咀嚼筋活動の測定が可能
・患者の自宅で測定可能
・筋電図のみの測定
　（睡眠に関係する情報は得られない）

図2　ウェアラブル筋電計
ウェアラブル筋電計は，幅25mm×高さ39mm×厚み10mmの小型の単一チャンネルの睡眠時ブラキシズム測定装置で，咬筋相当部に貼付することで咀嚼筋活動（咬筋）を記録できる．患者自らが容易に自宅環境で睡眠中の咀嚼筋活動を測定することが可能である．睡眠状態のモニタはできない．

診断を目的として，夜間睡眠時の筋活動を定量的に測定した場合に，一連につき1回に限り算定する旨が通知されている．つまり，現状では外来において医療面接と臨床検

令和2年度診療報酬改定（新設）

睡眠時のブラキシズム（歯ぎしり）の評価を行うための検査を行った場合の評価を新設する。

歯科診療報酬
睡眠時歯科筋電図検査（一連につき）580点

［算定要件］
注　別に厚生労働大臣が定める施設基準に適合しているものとして地方厚生局長等に届け出た保険医療機関において、睡眠時筋電図検査を行った場合に算定する。
　（1）睡眠時歯科筋電図検査は、問診又は口腔内所見等から歯ぎしりが強く疑われる患者に対し、診断を目的として、夜間睡眠時の筋活動を定量的に測定した場合に、一連につき1回に限り算定する。なお、検査の実施に当たっては、「筋電計による歯ぎしり検査の基本的な考え方」（令和2年3月日本歯科医学会）を遵守すること。
［施設基準告示］
（1）当該検査を行うにつき十分な体制が整備されていること。
（2）当該検査を行うにつき十分な機器を有していること。

厚生労働省ホームページ：令和2年度診療報酬改定説明会（令和2年3月5日開催）資料等より一部抜粋改変

図3　ウェアラブル筋電計による検査が保険算定可能に
臨床的に睡眠時ブラキシズムが疑われる患者に対して適応した場合に保険請求が可能である.

American Academy of Sleep Medicineによる睡眠障害国際分類第3版（ICSD-3）臨床診断基準（AとBを満たすこと）
A.　睡眠中に生じる歯ぎしり音が常にもしくは頻繁に認められること
B.　以下の徴候が1つ以上認められること
　　1.　上記Aと一致する異常な歯の摩耗が認められること
　　2.　一過性の起床後の顎筋の疼痛もしくは疲労感，側頭部の頭痛，上記Aと一致する起床時の開口障害のいずれかを認めること

図4　睡眠時ブラキシズムの臨床診断基準（文献3）より引用）

査の結果をもとに筋電計による検査の必要性の有無を判断する必要がある．また，すべての歯科医院にこの検査機器が行き渡っているわけではない．以上から睡眠時ブラキシズムの臨床診断法を理解することが引き続き重要であることに変わりはない．図に文献的に高頻度で引用されている臨床判断基準を示す[3]（図4）．本項ではこの臨床判断基準を参照しながら，特に「歯ぎしり音」「咬耗」「一過性の起床後の症状」に焦点を当てながら，問診と検査を行う際の注意点について解説する．そのうえで，エビデンスに基づく臨床診断アルゴリズムを紹介する．ここで重要な点は睡眠時ブラキシズムを2つのタイプ，つまりグラインディングとクレンチングとに分けて診断する必要があるということである．

1　問診，聞き忘れてはいけないこと

　一般の歯科臨床では患者の自覚の有無，つまり患者が睡眠時ブラキシズムを行っていると思うかどうかを問うことが多い．ここで，こうした問診の有効性を確かめるために

エビデンスに基づく診断
評価と診断①睡眠時ブラキシズム　IV-1

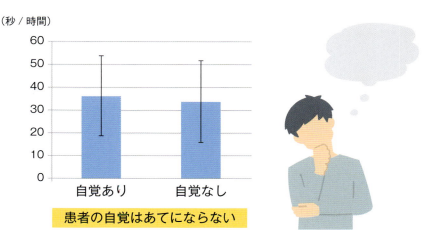

対象：56人の独身学生（22～26歳）
睡眠時ブラキシズムの評価：
6夜連続自宅における携帯型装置（ポータブル筋電計）による測定

患者の自覚はあてにならない

図5　患者の「自覚」の信頼性
睡眠同伴者のいない独身学生を睡眠時ブラキシズムの自覚がある者とない者とに分けて，両グループの睡眠時ブラキシズム持続時間を比較したところ，両者に差は認められなかった．つまり睡眠中の行動について患者が正確に理解しているかどうかは疑わしい．

　我々が行った研究を紹介する．
　まず，最初の研究では，睡眠同伴者（両親，配偶者，兄弟，寮の同室者など，同じ部屋で睡眠している者）を持たない独身学生を対象として，前述の保険導入された検査法と同様の方法で6夜連続自宅での睡眠中の咬筋筋活動の測定を行った[4]．合わせて，これらの学生たちに自分が睡眠時ブラキシズムをしていると思うか否かについて簡単な質問をした．この装置で測定されたデータをもとに各学生の睡眠時ブラキシズム持続時間（一時間あたりの咬筋活動の持続時間）を算出し，睡眠時ブラキシズムの自覚があるグループとない者のグループとで比較した．その結果，図に示されるように両者に差は認められなかった（図5）．
　次に，睡眠同伴者を持つ被検者を対象とした研究を行い，睡眠中に歯ぎしり音を発しているかどうかを睡眠同伴者に確認してもらい，その結果をもとにグループ分けしたところ，睡眠同伴者による歯ぎしり音の指摘があるグループの睡眠時ブラキシズム持続時間は指摘のないグループと比べて有意に長いことが明らかになった[5]（図6）．
　これらの研究結果は，睡眠中の行動を患者自身が正確に把握することは困難であること，睡眠同伴者による歯ぎしり音の指摘がある場合は，実際に睡眠時ブラキシズム患者である可能性が高いことを示唆している．さらに，歯ぎしり音はグラインディング・タイプのエピソードを反映するため，これらの患者はグラインディング・タイプの睡眠時ブラキシズム患者であると考えられる．つまり，患者に自覚の有無を聞くだけでなく，睡眠同伴者による歯ぎしり音の指摘があるかどうかを確認することが重要である．ただし，クレンチング・タイプは歯ぎしり音を伴わないので，睡眠同伴者の指摘がなくてもクレンチング・タイプの睡眠時ブラキシズムが行われている可能性はある（図7）．

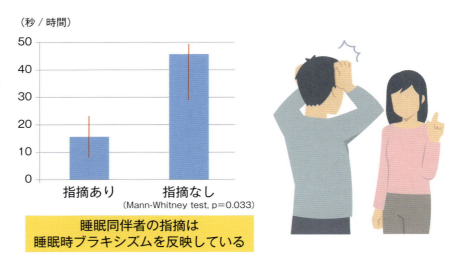

図6 「睡眠同伴者による歯ぎしり音の指摘」の信頼性（文献5)より引用）
睡眠同伴者による歯ぎしり音の指摘があったグループの睡眠時ブラキシズム持続時間は，指摘のないグループより有意に長くなった．特に歯ぎしり音が確認された場合には，グラインディング・タイプの睡眠時ブラキシズム患者である可能性が高い．

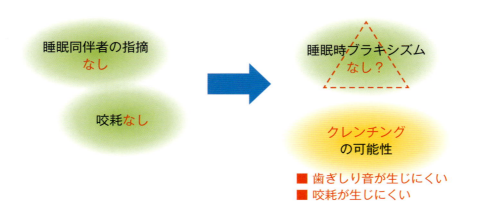

図7 「睡眠同伴者による歯ぎしり音の指摘」がなく「咬耗」も認められない場合
睡眠同伴者により歯ぎしり音の指摘がない場合でも，歯ぎしり音を伴わないクレンチングが行われている可能性はある．咬耗が認められない場合もクレンチング・タイプの睡眠時ブラキシズム患者である可能性がある．

2 咬耗の評価で注意すべき点

　咬耗も睡眠時ブラキシズムを示唆する臨床所見として捉えられている（図4）．咬耗の評価は臨床診断するうえで重要だが，注意深く評価しないと間違った診断となる可能性がある．
　咬耗は主にグラインディングによって生じるため咬耗が認められなくてもクレンチン

エビデンスに基づく診断
評価と診断①睡眠時ブラキシズム　IV-1

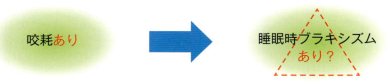

■ 過去に生じ，現時点で行われているグラインディングを反映してない可能性がある

図8　「咬耗」が認められる場合
咬耗が認められた場合でも，過去から現在までのどの段階で生じたかを判断することは難しく，咬耗が現時点での睡眠時ブラキシズムを反映しているとは限らない．

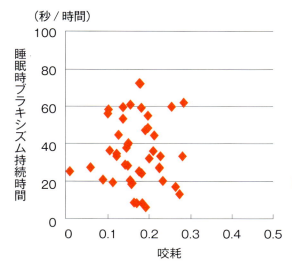

図9　睡眠時ブラキシズム持続時間と咬耗面の面積との関連性（文献7）より引用）
5夜連続自宅における携帯型筋電図測定を指標とした睡眠時ブラキシズム持続時間（秒／時間）と咬耗面の面積との間には統計的に有意な相関関係は認められなかった．

グが行われている可能性はある（図7）．この点は前述の睡眠同伴者による指摘がクレンチングの指標とならないという点と同様である．つまり，睡眠同伴者の指摘がなく咬耗が認められなくても，クレンチング・タイプの睡眠時ブラキシズム患者である可能性はある（図7）．

また，グラインディング・タイプの睡眠時ブラキシズム患者には咬耗が認められるが[6]，逆に診査により咬耗が認められたからといって，現在グラインディングが行われているとは限らない．咬耗が過去に行われていたグラインディングによって生じた可能性もあり，現時点での睡眠時ブラキシズムを反映しているとは限らない．さらに，咬耗は機能的運動によっても生じ，年齢ならびに犬歯の形態や位置にも影響を受けるため，その程度から睡眠時ブラキシズムのレベルを判断する際には注意が必要である（図8）．実際に我々の研究でも睡眠時ブラキシズム持続時間（携帯型筋電計を用いて測定）と咬耗面の面積の間には有意な相関関係は認められなかった[7]（図9）．したがって咬耗の有無

A：咬耗面が一致しない場合

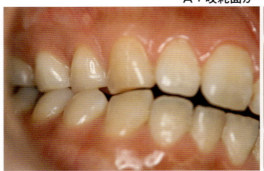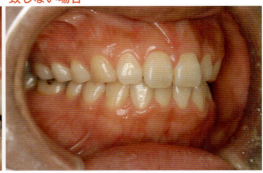

B：咬耗面がぴったりと一致

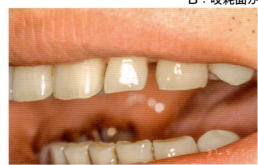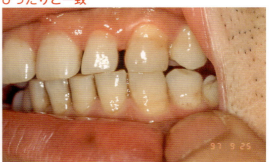

C：咬耗面の光沢

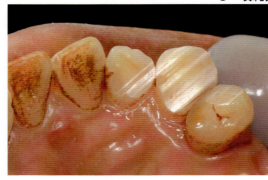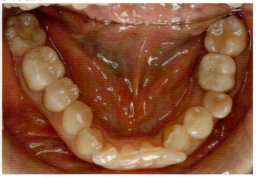

図10　咬耗面の検査方法
咬耗面が認められる場合にそれらがアクティブなのか否かを判断する必要がある．
A：上顎右側犬歯に咬耗が認められるが右側方位で咬耗面が対合歯と一致しない（左）．
B：上顎左側犬歯に咬耗が認められ左側方咬合位にて対合歯とピッタリと一致する（右）．
C：咬耗面の光沢．
咬耗面がピッタリと一致し光沢がある場合，アクティブな咬耗と判断され，現在行われている睡眠時ブラキシズムを反映していると考えられる．そうでない咬耗面は過去に生じた咬耗であり現在の睡眠時ブラキシズムを反映していない可能性が高い（A）．

のみを指標として睡眠時ブラキシズムを予測することは困難である．しかし，図10A，Bに示すように，患者の下顎を側方位あるいは前方位に誘導し，上下顎の咬耗面がぴったりと一致するかどうかを確認すること，咬耗面が一致する場合にはさらに咬耗面に光沢があるかないかを確認すること（図10C，11）により咬耗面を正しく評価することができる．つまり，咬耗面があっても対合歯とピッタリと一致しない場合には現在行わ

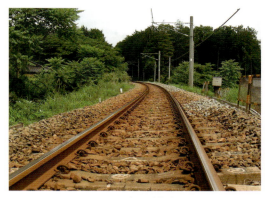 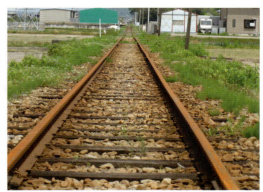

A：現役の線路　　　　　　　　　　　　B：廃線の線路

図11　咬耗面の光沢のイメージ
使用されている線路（A）上に生じる光沢面と使用されてない線路（B）の状態をイメージするとわかりやすい．

れている睡眠時ブラキシズムを反映した咬耗面ではないと推測できる（図10A）．さらに一定期間使用されてない咬耗面は光沢が失われるといわれており，咬耗面が一致しても光沢がない場合は同様である．一方で対合歯とピッタリと一致し（図10B），光沢もある咬耗面が認められれば（図10C）グラインディング・タイプの睡眠時ブラキシズム患者であると診断することができる．特に犬歯が尖頭対尖頭となるような極端な側方咬合位で咬耗面が合致する場合にはその可能性は高い．そのような下顎位で咬合接触が生じるのはグラインディング時のみであり，咀嚼など機能的運動時に咬合接触は生じないからである（図10B）．

3　クレンチング・タイプの診断

　前述したようにクレンチング・タイプはいわゆる歯ぎしり音や咬耗を伴わないため，睡眠同伴者の指摘がなく，咬耗が認められなくても，このタイプの睡眠時ブラキシズムが行われている可能性を否定できない．
　クレンチングの検出はグラインディングに比較して困難だが，起床時に歯の違和感，痛みや咀嚼筋・顎関節の痛みなどがあり，グラインディングを示唆する所見が認められない場合にはクレンチングが疑われる[6]．
　睡眠時ブラキシズム患者はしばしば起床時に閉口筋の疲労感を訴えるが，睡眠時ブラキシズムに起因する症状の特徴は，起床時にそのレベルが高く，時間の経過とともに症状が消失してゆくという経時パターンである（図12）．逆にストレスに起因するものは，日中に経験するストレスとともに症状のレベルが徐々に上昇してゆく．臨床的には起床時に咀嚼筋の疲労感を訴え，お昼前にはそうした症状が消失する患者や，日常的に生じているクリックが，ときどき起床時にロックに移行し起床後しばらくしてロックが

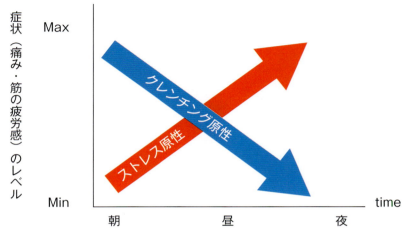

図12　睡眠時ブラキシズム原性の症状の特徴
睡眠時ブラキシズムに起因する症状（痛みや筋疲労感等）の特徴は，起床時に症状が強く，時間の経過とともに緩解していくという経時パターンである（青色矢印）．逆にストレスに起因するものは，日中に経験するストレスとともに症状が徐々に悪化してゆく（赤色矢印）．

解除される患者（間欠性ロック患者）などがいるが，このような症状については睡眠時ブラキシズムの関与が強く疑われる．睡眠時ブラキシズムとクリックの関連性については前述したが（CHAPTER Ⅲ-1，2参照），クリック症状，つまり関節円板が転位している状態で睡眠時ブラキシズムが行われ関節内圧力の亢進状態と外側翼突筋の活動が続くと，関節円板転位がさらに進行してロックに移行するものの，起床後，そうした状態から開放されるためロックが解消され開口が可能となる．こうした症状の日内変動が認められ，グラインディングを示す徴候が認められない場合にはクレンチング・タイプの睡眠時ブラキシズムと診断できる．

4　睡眠時ブラキシズム診断アルゴリズム

繰り返しになるが，睡眠時ブラキシズムの臨床診断ではクレンチングとグラインディングを明確に分けて行う必要がある．図13に現在，我々が臨床において使用している睡眠時ブラキシズムの診断アルゴリズムを示す．

患者にはまず睡眠同伴者の有無を問診し，同伴者がいる場合には同伴者に睡眠中の歯ぎしり音の有無について確認してもらう．歯ぎしり音が確認された場合は，グラインディング・タイプの睡眠時ブラキシズム患者と診断する．

睡眠同伴者がいない場合には，咬耗の有無について検査し，咬耗が認められる場合には咬耗面が上下顎で合致するかどうか，さらに咬耗面の光沢の有無を検査する．上下顎で合致する咬耗面が存在し，光沢が認められる場合には，アクティブな咬耗と判断しグ

IV-1 エビデンスに基づく診断
評価と診断①睡眠時ブラキシズム

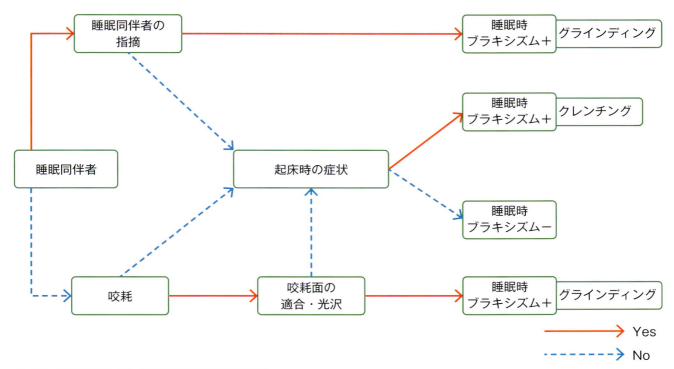

図13 睡眠時ブラキシズム臨床診断アルゴリズム
患者にはまず睡眠同伴者の有無を問診し，同伴者がある場合には同伴者に歯ぎしり音について確認してもらう．睡眠同伴者がいない場合には，咬耗の有無，咬耗面が上下顎で合致するかどうかを検査する．
睡眠同伴者の指摘，咬耗面の検査いずれかがポジティブであればグラインディング・タイプと診断する．
歯ぎしり音の指摘，咬耗検査の結果がネガティブであれば，本人に対して起床時に歯や顎に疲労感や痛みがないかを問診し，ポジティブであればクレンチング・タイプの睡眠時ブラキシズム，ネガティブであれば睡眠時ブラキシズムはないと診断する．
なお，グラインディング・タイプでも起床時の症状を訴える可能性はある．

ラインディング・タイプの睡眠時ブラキシズムと診断する．

歯ぎしり音の指摘がなく，咬耗がない場合，あってもアクティブな咬耗でない場合は，本人に対して起床時に歯や顎に疲労感や痛み，顎の引っかかりがないかを問診する．起床時のこうした症状がある場合にはクレンチング・タイプの睡眠時ブラキシズムと診断し，なければ睡眠時ブラキシズムなしと診断する．

またグラインディング・タイプでも起床時の症状を訴える可能性はある．

もちろん，前章で解説した睡眠時ブラキシズムの為害作用について十分理解し，睡眠時ブラキシズムを示唆する他の臨床徴候についても合わせて考慮することで，診断精度を向上することができる．

2 ウェアラブル筋電計による診断

前述のように，2018年12月に睡眠時ブラキシズムの診断のためのウェアラブル筋電計（図2）が上市され医療機器認証を取得した．基本構造は患者自身が家庭環境において測定することを想定した，リチウムイオンバッテリーで駆動する重さ10g未満の超小型ワイヤレス筋電計である．測定の手順は，まず歯科医院にて装置の構造と測定方法を説明し，患者は装置を自宅に持ち帰り自ら測定する．就寝前に装置を咬筋相当部に貼付し，基本動作を行った後入眠するが，入眠時間や睡眠中にトイレなどで起きた時間については質問票に自己申告してもらう．翌朝，測定完了後，装置を皮膚からはがし装置一式と質問票を回収し，歯科医院にてUSBを介してmicroSDカード内のデータを解析ソフトウェアに取り込む（図14）．

測定データは専用ソフトにより筋電図波形として表示され，波形の特徴を視覚的に観察・評価できるだけでなく，定量的にも筋活動の頻度や波形の振幅を1分程度で自動計算し，睡眠時ブラキシズムの頻度ならびに強度が表示される（図15）．

このシステムによる睡眠時ブラキシズム診断については，1時間あたりの歯ぎしりエピソード数が5.5回という診断カットオフ値が提案されており，この値より頻度が高いと睡眠時ブラキシズムと診断される[2]．

準備
1. 装置の電源を入れる
2. 咬筋部に装着する
3. 基本動作を行う
   ・3秒間の最大噛みしめ
   ・3回のタッピング
   ・3秒間の最大噛みしめ

就寝

終了時
1. 装置を皮膚からはがす
2. 電源を切る

図14 ウェアラブル筋電計による測定手順
歯科医院にて装置の構造と測定方法を説明し，患者は装置を自宅に持ち帰り自ら測定する．就寝前に装置を咬筋相当部に貼付し，基本動作を行った後入眠するが，入眠時間や睡眠中にトイレなどで起きた時間については質問票に自己申告してもらう．翌朝，測定完了後，装置を皮膚からはがし装置一式と質問票を回収し，歯科医院にてUSBを介してmicroSDカード内のデータを解析ソフトウェアに取り込む．

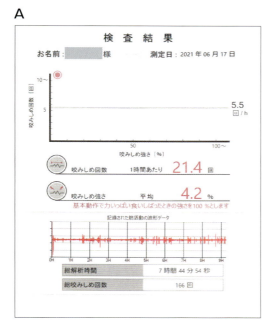 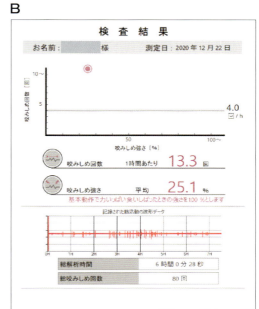

図 15 ウェラブル筋電計による検査結果
検査結果の解析は専用ソフトウェアで行われ，患者説明用の解析結果として，測定時間（総解析時間），筋活動の数（咬みしめ回数），その強度（咬みしめ強さ）などが表示される．Aの検査結果は比較的弱い咬みしめが高頻度で行われていることを示し，Bの解析結果は咬みしめの回数は少ないが（1時間あたり13.3回），咬みしめ強さは大きいことを示している．

　前述のように，このシステムを用いた睡眠時ブラキシズムに対する筋電図検査が「睡眠時歯科筋電図検査」として保険収載されているが，問診または口腔内所見等から歯ぎしりが疑われる患者に対し睡眠時ブラキシズム診断を目的として夜間睡眠時の筋活動を定量的に測定した場合に，一連の診療につき1回に限り算定することが可能である（診療報酬580点，図3）．我が国の歯科医療は保険治療を基盤とするため，このシステムが保険収載されたことで，睡眠時ブラキシズム検査が広く一般臨床に普及し，睡眠時ブラキシズムの診断精度が向上することが期待される．

3 リスクファクターの評価と睡眠時ブラキシズムの分類

　前述したように問診と検査に臨床診断あるいはウェアラブル筋電図検査を用いた診断が行われるが，睡眠時ブラキシズム患者であると診断された場合にはさらに，リスクファクターについての情報を収集し，その結果をもとに睡眠時ブラキシズムの分類を行う．

　睡眠時ブラキシズムはリスクファクターによって大きく1次性，2次性，医原性に分類される．つまり，睡眠時ブラキシズムに関連性が報告されている睡眠障害や睡眠中に発現する運動障害があれば2次性睡眠時ブラキシズム，同様に関連が報告されている薬を服用している場合は医原性睡眠時ブラキシズムに分類され，それらが認められない場合には1次性（原発性）睡眠時ブラキシズムとされる．原発性の場合には合わせて睡眠衛生状態についての情報収集を行う（図16，CHAPTER Ⅱ-1-4，Ⅱ-3-1 参照）．これらの分類をもとに臨床的な対応が決定される（CHAPTER V-1 参照）．

1次性 睡眠時ブラキシズム （原発性）	**睡眠衛生状態の問題** ・睡眠環境：騒音，日当たり，寝るときの明るさ，テレビ ・睡眠習慣：ベッドに入る，ベッドから出る，実際に眠りに入る・起きる時刻，寝るときの習慣的動作，昼寝の長さ ・食事・嗜好品，ストレス
2次性・医原性 睡眠時ブラキシズム （医学的背景あり）	・睡眠障害・睡眠中に発現する運動障害 ・服用薬（中枢神経系作動薬）

図 16　リスクファクターの評価と睡眠時ブラキシズムの分類
睡眠時ブラキシズム患者と診断された場合にはリスクファクターの問診結果から，1次性（原発性），2次性，医原性へと分類する．この分類にしたがって臨床的な対応法が決定される（CHAPTER V-1参照）．

エビデンスに基づく診断 Ⅳ-1
評価と診断①睡眠時ブラキシズム

参考文献

1) Lobbezoo F. Bruxism defined and graded : an international consensus. J Oral Rehabil. 2013 ; 40 : 2-4.
2) Maeda M et al. Validity of single-channel masseteric electromyography by using an ultraminiature wearable electromyographic device for diagnosis of sleep bruxism. J Prosthodont Res. 2020 ; 64 : 90-97.
3) American Academy of Sleep Medicine. International classification of sleep disorders – Third Edition (ICSD-3). 2014.
4) Haketa T et al. Utility and validity of a new EMG—based bruxism detection system. Int J Prosthodont. 2003 ; 16 : 422-8.
5) Baba K et al. Bruxism force detection by a piezoelectric film—based recording device in sleeping humans. J Orofac Pain. 2003 ; 17 : 58-64.
6) Yoshida Y et al. Association between patterns of jaw motor activity during sleep and clinical signs and symptoms of sleep bruxism. J Sleep Res. 2017 ; 26 : 415-21.
7) Baba K et al. Does tooth wear status predict ongoing sleep bruxism in 30-year-old Japanese subjects?. Int J Prosthodont. 2004 ; 17 : 39-44.

2 評価と診断② 覚醒時ブラキシズム

西山 暁

　睡眠時ブラキシズムと同様に，覚醒時ブラキシズムの診断にも結果の信頼性の程度により次に示す3つのレベルがある[1]．

　　・Possible Awake Bruxism（Pos-AB）：覚醒時ブラキシズムの疑い
　　・Probable Awake Bruxism（Prob-AB）：覚醒時ブラキシズムだろう
　　・Definite Awake Bruxism（Def-AB）：覚醒時ブラキシズムが確定的

　Pos-ABはセルフレポート，いわゆる問診（医療面接）により得られた情報のみに基づく診断であり，覚醒時ブラキシズムの存在が疑われるという状況である．Prob-ABは，臨床検査の結果に基づく診断であり，おそらく覚醒時ブラキシズムが存在しているであろうという状況である．そして，Def-ABは測定機器を用いた検査による客観的な結果に基づく診断であり，覚醒時ブラキシズムが存在すると限定された状況である（図1）．

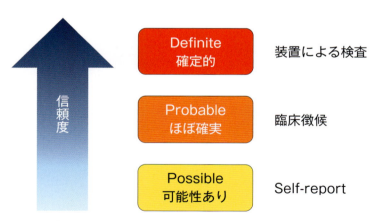

図1　覚醒時ブラキシズム診断の信頼性

エビデンスに基づく診断 **IV-2**
評価と診断②覚醒時ブラキシズム

1 Possible Awake Bruxism（Pos-AB）の診査

1 覚醒時ブラキシズムの自覚の確認

　睡眠時ブラキシズムと異なり，覚醒時ブラキシズムでは音が生じるグラインディング（歯ぎしり）を行うことは稀であることから，家族などからの指摘に頼ることは困難である．したがって，患者自身の覚醒時ブラキシズムの自覚と，覚醒時ブラキシズムにより生じていると考えられる疾患や症状，徴候を確認する必要がある．また，それと同時に，覚醒時ブラキシズムに関連する可能性のある要因についても確認しておく必要がある．

　覚醒時ブラキシズムの自覚としては，「覚醒中に食いしばりに気づくことがありますか？」という質問に対して，"いいえ・はい"，あるいは"全くない・ほとんどない・ときどきある・よくある・いつもある"など，行動の有無や頻度を問う選択肢を用いて確認する方法がある．特に弱い力の TCH については，"食いしばり"という言葉を用いて確認することは好ましくない．"食いしばり"という言葉のイメージは，最大咬合力の 70 ～ 80％程度の力である可能性があるため[2)]，「仕事や勉強，あるいは何かに集中しているときに，上下の歯が当たっている（接触している）ことがありますか？」という質問を用い，クレンチング（食いしばり）と区別することが望ましい（図2）．

　■ **覚醒時ブラキシズム**
　「覚醒中に食いしばりに気づくことがありますか？」
　　　はい・いいえ
　　　全くない・ほとんどない・ときどきある・よくある・いつもある

　■ **TCH**
　「仕事や勉強，あるいは何かに集中しているときに，上下の歯が当たって（接触している）いることがありますか？」
　　　はい・いいえ
　　　全くない・ほとんどない・ときどきある・よくある・いつもある

図2　覚醒時ブラキシズムの自覚に関する質問

2　覚醒時ブラキシズムと関連する症状または疾患の確認

　覚醒時ブラキシズムと関連性が疑われる症状の有無や，症状が存在する場合はその日内変動を確認することも重要である（図3）．覚醒時ブラキシズムが一因となっている可能性がある代表的な疾患として顎関節症がある．特に，顎関節症の痛みの長期化や再発を繰り返している場合，口腔内装置を用いた治療を行っているが改善しない場合などは，覚醒時ブラキシズム（特にTCH）の存在が疑われる．他に，標準的な治療を行っているにもかかわらず改善しない歯周病が存在する場合や，調整を繰り返しても顎堤粘膜の痛みが消失しない有床義歯患者，象牙質や歯根の露出，う蝕などが認められない知覚過敏症状，歯根膜の過敏症状（歯が浮いたような感覚や歯根膜痛）なども，覚醒時ブラキシズムの存在が疑わしいといえる．

　病的な症状が存在しない場合でも，顎のだるさや歯の圧迫感，義歯装着者の場合は義歯の窮屈さがあり，それらが起床後から時間が経過するとともに出現するか否かを確認することも重要である．

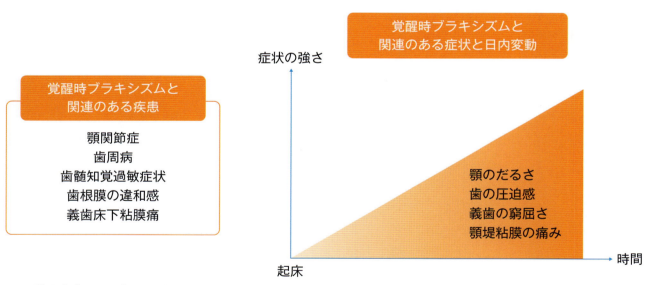

図3　覚醒時ブラキシズムと関連のある症状と日内変動

3 覚醒時ブラキシズム（TCH）を増加させる要因の確認

　CHAPTER II-2 でも述べたが，緊張性歯根膜咬筋反射や交感神経の活動亢進による咬筋の反射性収縮が，覚醒時ブラキシズムを誘発する可能性がある．したがって，上下の歯が当たりやすい生活環境や，心理社会的要因についても確認する必要がある．上下の歯が当たりやすい状況の1つに，うつむく姿勢の持続がある．長時間のデスクワークや細かい手作業，タブレット端末やスマートフォン（Visual Display Terminal：VDT）の長時間使用などについても確認する必要がある．また，口を動かすことをせずに，何かに集中しなくてはならない環境や，緊張を強いられる作業などの有無についても確認することが望ましい（図4）．

図4　覚醒時ブラキシズムを増加させる要因
※ VDT：Visual Display Terminal

2 Probable Awake Bruxism（Prob-AB）の診査

1 安静空隙有無の確認

　上半身を直立した状態で下顎から余計な力を抜いた状態での下顎位は"下顎安静位"といい，このとき，上下の歯の咬合面間には前歯部で 2 〜 3mm，大臼歯部で 0.5 〜 1mm の隙間が存在し，この隙間は「安静空隙」と呼ばれている．安静空隙が存在しているのかを確認するため，次に示すような質問をしてみると良い．

- 「上下の歯を軽く当ててみてください」
- 「次に，上下の歯の間に少しだけ隙間を空けて，歯が当たらないようにしてください」
- 「その状態を保とうとしたとき，どちらが自然な感じがありますか？」

　これに対して，「歯を咬んでいる状態が自然です」「歯を離しておくと疲れます」「歯を離しておくと違和感があります」という反応があった場合，安静空隙が消失していることが考えられる（図 5）．

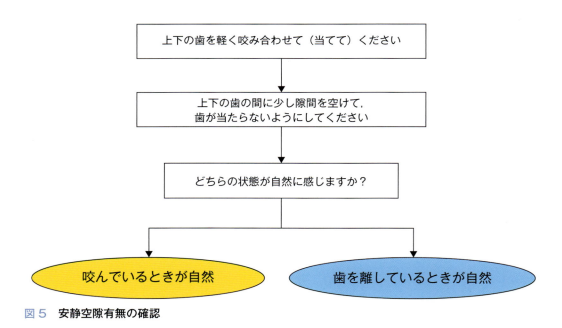

図5　安静空隙有無の確認

2 最大開口時の顎関節または閉口筋の痛み・咀嚼筋の圧痛

　顎関節症の痛みを自覚していないにも関わらず，術者による強制開口で顎関節や閉口筋（咬筋，側頭筋）に痛みが誘発される場合がある（図6）．また，咬筋や側頭筋の圧痛検査により痛みが誘発されることもある．健常な顎関節や咀嚼筋では，強制開口や顎関節や筋の圧痛検査により痛みが生じることはないことから，顎関節や咀嚼筋に日常的に負荷がかかっていることが考えられ，負荷の一因として覚醒時ブラキシズムが疑われる．

　なお，顎関節および咀嚼筋（咬筋，側頭筋）の圧痛を行う場合，顎関節では0.5kgの強さで2秒間，咀嚼筋では1kgの強さで2秒間押して痛みの有無を確認することが推奨されている[3]（図6）．

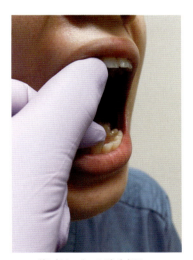

術者による強制開口　　　　咀嚼筋および顎関節の圧痛検査部位

図6　顎関節または咀嚼筋の痛みを確認

3　口腔内の診査

　歯周病の徴候や，歯の打診痛の有無，歯頚部へのエアー刺激による痛みの有無などを確認する．また，義歯装着者の場合は，義歯の咬合状態や維持安定に問題がないかについても確認する．

　適切な歯周病の治療が行われているにも関わらず歯周病が改善しない，歯肉炎や根尖病巣が存在しないにも関わらず打診痛がある，義歯に咬合状態や維持安定に問題が認められないにも関わらず，義歯の痛みや長時間装着困難感が存在するなどの場合，覚醒時ブラキシズム（TCH）が存在することが考えられる．

　頬粘膜や舌の圧痕（歯型）の存在も注目されている．Morita ら[4, 5] の研究では，若年者および高齢者においては，頬粘膜圧痕に影響を及ぼす要因としてブラキシズムが抽出されたと報告されているが，青年期から壮年期を対象とした Piquero ら[6] の研究では，頬粘膜および舌の圧痕とブラキシズムとの関係については明らかではなかった．いずれの研究もブラキシズムを睡眠時と覚醒時に区別しているわけではないことから，頬粘膜や舌の圧痕の存在は必ずしも覚醒時ブラキシズムによって生じているとは言い切れない．

3　Definite Awake Bruxism（Def-AB）の診査

1　筋電図検査

　睡眠時ブラキシズムと同様，覚醒時ブラキシズムの本体は過剰な閉口筋活動であることから，筋電図検査によりその活動を記録することが可能である．実際に，研究レベルでは筋電図計による覚醒時ブラキシズムの測定が行われている[7-10]．しかし，いくつかの問題により現時点では診断のための有用な検査法とはいえない．1 つ目の問題は，覚醒中に測定する必要があるということである．検査の対象となるのは咬筋または側頭筋であり，これらの筋に筋電図検査のための装置を貼付したまま日常生活をしてもらうことは困難である．2 つ目の問題は，覚醒中の日常活動では，覚醒時ブラキシズム以外にもさまざまな場面で咀嚼筋の活動が生じることである．食事や会話，飲み物を飲む，空嚥下，あくび，笑うなどの行動でも咀嚼筋は活動することから，これらの行動による咀嚼筋活動と覚醒時ブラキシズムによる咀嚼筋活動を区別する必要がある．3 つ目の問題は，覚醒時ブラキシズムと診断するための基準値が確立していないということである．睡眠時ブラキシズムでは，1 時間あたりのブラキシズムエピソード出現数により，生理的範囲と病的範囲の判定基準が示されているが，覚醒時ブラキシズムについては筋活動をもとにした判定基準が明らかになっていない[11]．

以上のことから，現時点では筋電図検査による判断は臨床的には困難であるといえる．

2 Ecological Momentary Assessment

近年，人の行動を測定する方法として，「生態学的経時的評価（Ecological Momentary Assessment：EMA」，あるいは「Experience Sampling Method：ESM」が用いられている．EMS は携帯型コンピュータやスマートフォンのアプリケーションなどのリマインダー機能を用い，日常生活下でのさまざまな行動や自覚症状について，その行動や症状の存在をリアルタイムに記録する方法である[12]．これは過去の記憶や経験によるバイアスがなく，生態学的妥当性の高い評価が可能であるといわれている．覚醒時ブラキシズムの検査においても，信頼性が高いという研究報告が示されるようになってきた[13,14]．最近では，スマートフォンで使用可能なブラキシズム専用のアプリケーションも発売されるようになってきた（図7）．

EMA のような専用アプリケーションを用いる方法ではないが，日常生活上で付箋やメモ，シール，人形，赤信号などの視覚的なものや，キッチンタイマーやスマートフォンのアラーム機能などを用いて覚醒時ブラキシズムの頻度を確認することもできる．自分の意識とは無関係に合図となるアイテムを，日常生活の中にちりばめてもらい，それらの合図があった際に，上下歯の接触と非接触を確認する．TCH の場合は，力の大きさは無視して"歯が当たっているかいないか"のみを基準として確認させることが重要である．

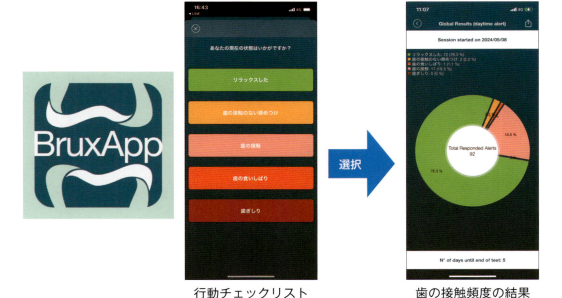

行動チェックリスト　　　　歯の接触頻度の結果

図7　スマートフォンで利用できるアプリケーション（有料）

4 覚醒時ブラキシズムの診断

　Pos-AB および Prob-AB の診断アルゴリズムの一例を図8に示す．感度および特異度が示されているものではないが，臨床的に利用することは可能であると考えらえる．
　Def-AB，すなわち確定的な診断については，前述したように筋電図検査では判定基準が明確に示されていないことから，これを用いることは現時点では難しい．EMA を用いた検査においても，明確に診断基準が示されているわけではないが Chen ら[15]の研究結果を参考にすると，咀嚼筋痛患者においては上下の歯の接触頻度が，リマインダーによる合図の総数に対して3割以上であることから，これが1つの参考値になると考えられる（図9）．

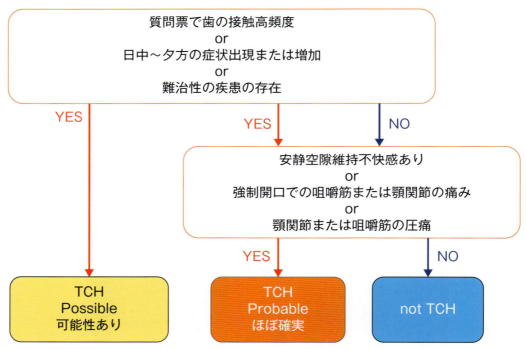

図8　覚醒時ブラキシズム（TCH）の診断アルゴリズム（Pos-AB or Prob-AB）

エビデンスに基づく診断
評価と診断② 覚醒時ブラキシズム　IV-2

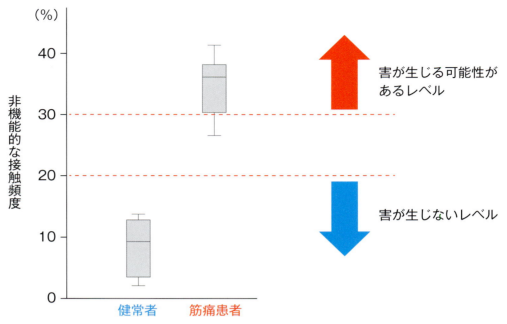

図9 咀嚼筋痛患者と健常者の非機能的な歯の接触頻度（文献15）より引用改変）

参考文献

1) Lobbezoo F et al. International consensus on the assessment of bruxism : Report of a work in progress. J Oral Rehabil. 2018 ; 45 : 837-44.
2) Nishiyama A et al. Magnitude of bite force that is interpreted as clenching in patients with temporomandibular disorders : A pilot study. J Dentistry. 2014 ; Special Issue 2 : 004.
3) 日本顎関節学会編．顎関節症治療の指針2020．https://kokuhoken.net/jstmj/publication/file/guideline/guideline_treatment_tmj_2020.pdf．
4) Morita K et al. Association between buccal mucosa ridging and oral or occlusal status among older people. Oral Dis. 2018 ; 24 : 778-83.
5) Morita K et al. Association between buccal mucosa ridging and oral feature/symptom and its effects on occlusal function among dentate young adults in a cross-sectional study of Japan. Cranio. 2021 ; 39 : 24-8.
6) Piquero K et al. Buccal mucosa ridging and tongue indentation: incidence and associated factors Bull Tokyo Dent Coll. 1999 ; 40 : 71-8.
7) Watanabe A et al. Effect of electromyogram biofeedback on daytime clenching behavior in subjects with masticatory muscle pain. J Prosthodont Res. 2011 ; 55 : 75-81.
8) Fujisawa M et al. Determination of daytime clenching events in subjects with and without self-reported clenching. J Oral Rehabil. 2013 ; 40 : 731-6.
9) 渡辺一彦・他．超小型ウェアラブル筋電図測定システムを用いた無拘束終日咬筋筋活動解析．顎機能誌．2013 ; 19 : 2013.
10) Saito T et al. Minimum measurement time of masseteric electromyogram required for assessment of awake bruxism during the daytime. Cranio. 2022 ; 40 : 144-51.
11) Yamaguchi T et al. Portable and wearable electromyographic devices for the assessment of sleep bruxism and awake bruxism: A literature review. Cranio. 2023 ; 41 : 69-77.
12) Shiffman S et al. Ecological momentary assessment. Annu Rev Clin Psychol. 2008 ; 4 : 1-32.
13) Osiewicz MA et al. Ecological Momentary Assessment and Intervention Principles for the Study of Awake Bruxism Behaviors, Part 2: Development of a Smartphone Application for a Multicenter Investigation and Chronological Translation for the Polish Version. Front Neurol. 2019 ; 10 : 170.
14) Emodi-Perlman A et al. Awake Bruxism—Single-Point Self-Report versus Ecological Momentary Assessment. J Clin Med. 2021 ; 10 : 1699.
15) Chen CY et al. Nonfunctional tooth contact in healthy controls and patients with myogenous facial pain. J Orofac Pain. 2007 ; 21 : 185-93.

Treatment for bruxism

CHAPTER V

対応・治療

1 睡眠時ブラキシズムへの対応① リスクファクター

馬場一美

睡眠時ブラキシズムへの歯科的対応として最も一般的なのがオクルーザル・スプリント（以下，スプリント）療法であり保険収載もされている（図1）．しかし，スプリント療法を行う前に対応すべきことがある．

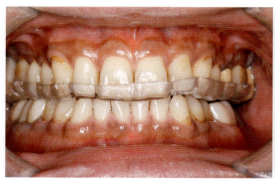
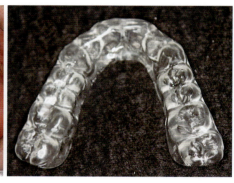

図1 上顎に製作されたオクルーザル・スプリント

図2 リスクファクターへの対応
睡眠時ブラキシズムはリスクファクターの違いにより分類され，それぞれで対応法も異なる．1次性睡眠時ブラキシズムについては睡眠衛生指導・生活指導を，2次性あるいは医原性睡眠時ブラキシズムについては専門医を受診することを勧める．

対応・治療
睡眠時ブラキシズムへの対応①リスクファクター　V-1

　睡眠時ブラキシズムのリスクファクターとして，睡眠障害，特定の服用薬，睡眠衛生状態の問題等が報告されている．前述（CHAPTER Ⅱ-1 参照）のように，リスクファクターの中には睡眠を分断し睡眠の質を低下させるものが多く含まれている．したがってリスクファクターに対応することで睡眠の質を改善し睡眠時ブラキシズムを抑制できる可能性がある（図2）．また，こうした疾患の治療や睡眠衛生指導によって睡眠の質を向上させることは，健康な生活を送るうえで重要である（図3）．
　つまり，理想的にはスプリント療法を行う前にリスクファクターへの対応が行われるべきで（図4），もしリスクファクターへの対応により，問題が解決されればスプリント療法は不要である．

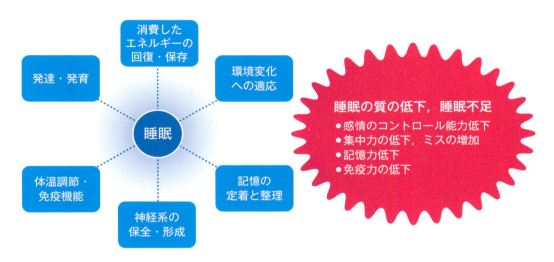

図3　睡眠の役割
人生の3分の1の時間が費やされる睡眠にはさまざまな働きがあり，睡眠の質が低下したり睡眠不足になるとあらゆる問題をきたす．

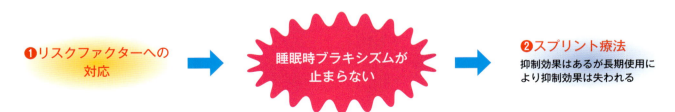

図4　睡眠時ブラキシズムへの系統だった対応
理想的にはスプリント療法を行う前にリスクファクターへの対応が行われるべきで，リスクファクターへの対応で問題が解決されればスプリント療法を行う必要はない．

1　1次性（原発性）睡眠時ブラキシズム

　睡眠時ブラキシズムとの関連が報告されている睡眠障害や全身的健康状態に問題がなく関連する服用薬もない場合には，1次性睡眠時ブラキシズムと分類される（CHAPTERⅡ-3，Ⅳ-1 参照）．1次性であっても睡眠前のカフェイン摂取や飲酒，ストレス等がリスクファクターとしてあげられており，これらはいずれも睡眠の質を低下させるものである．したがって，これらのリスクファクターに対応し，睡眠の質を改善することにより，睡眠時ブラキシズムを抑制できる可能性がある．より包括的に睡眠に関連した習慣や環境，いわゆる睡眠衛生の評価を行い，睡眠の質を低下させている問題点があれば，必要に応じて睡眠環境，睡眠習慣，食事・嗜好品やストレスに焦点を当てた指導を行う（図 5）．

睡眠環境　　　　　　　　睡眠習慣　　　　　　　食事・嗜好品，ストレス

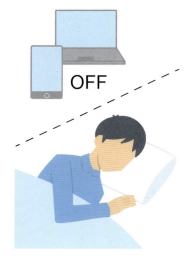
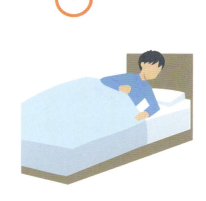
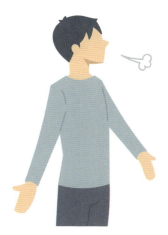

・寝室の明るさ，音，温度と　　・適切な睡眠時間を取る　　　・睡眠前の活動・嗜好品の
　湿度，寝具と寝衣を整える　　・"早寝" "長寝" "昼寝"　　　　　摂取を避ける
　　　　　　　　　　　　　　　　をしない　　　　　　　　　・ストレス・マネジメント

図 5　睡眠衛生指導
睡眠の質を向上するために睡眠環境を整え，睡眠習慣を改善する．嗜好品の制限，必要に応じてストレス・マネジメントについて専門家のコンサルテーションを勧める．

対応・治療 **V-1**
睡眠時ブラキシズムへの対応①リスクファクター

1 睡眠環境

　　睡眠環境については，寝室の明るさ，音，温度と湿度，寝具と寝衣，香りや気流などの点から眠りやすい環境を整える．寝室の明るさは，一般に薄暗く，ものの形が薄らとわかる程度が良いとされている．また，快適に眠れる室温は16℃（冬）〜26℃（夏）程度，湿度は通年で50％前後が良く，必要に応じてエアコンを活用する．

2 睡眠習慣

　　睡眠習慣については，睡眠時間のみならず，ベッドに入る時刻，ベッドから出る時刻，実際に眠りに入るまでに要する時間，朝目が覚める時刻，寝る前に習慣的に行うこと，昼寝の有無や長さなどに問題はないか確認する．

　　その人にとって必要な睡眠時間には個人差があるが，加齢とともに睡眠時間は短くなる．20〜30代では8時間30分，70代では6時間台が目安である．

　　睡眠習慣の中で睡眠の質を下げる原因として注意すべきなのが，「早寝」「長寝」「昼寝」である（図6）．必要以上に早い時間帯に寝床について「早寝」してしまうと夜中に何度も目が覚めて寝つけなくなる．寝つけない状態で布団の中で「長寝」していると日常のさまざまなストレスを思い起こすことになり，さらに眠れなくなる．その場合はいったん，寝床から離れることを勧める．30分以上の「昼寝」も夜の睡眠の質を低下させる．

　　睡眠時間の長さが十分でも，睡眠の質が悪く中途覚醒が多いと睡眠中の骨格筋の活動がしっかり抑制できず，睡眠時ブラキシズムの原因になる可能性がある．もちろん，疲れた身体は回復しないし，感情も不安定になる．睡眠の質を向上するためには，寝る準備がしっかり整った適切な時間帯に眠りにつくことが必要で，一般に60代で夜11時くらいが目処である．ベッドに入ってから寝つくまでの時間を短くすることも大切で，30〜60分に制限する．「早寝」「長寝」「昼寝」をしないように指導することが重要である．

早寝	眠れそうもない早い時間に眠ろうとすること
長寝	眠れないままベッドの中で長時間過ごすこと
昼寝	30分以上の昼寝

図6　睡眠の質を低下させる3つの睡眠習慣
"早寝"してしまうと夜中に目が覚めて寝つけなくなり，その状態で"長寝"していると日常のさまざまなストレスを思い起こしさらに眠れなくなる．長すぎる"昼寝"も夜の睡眠の妨げになる．

3 食事・嗜好品やストレス

　食事・嗜好品やストレスについては，コーヒーのようなカフェインを含む嗜好品を睡眠前に摂取することは避ける必要がある．寝酒も入眠の助けにはなるが，飲酒は睡眠の質を低下させるので制限すべきである．

　ストレス・レベルが高いと睡眠の質は低下するので，ストレス・マネジメントについての専門的な指導が必要になる場合もある．

　それ以外にも睡眠の質の向上についてはさまざまな方法があるので，厚生労働省が提供するサイトも参考にしていただきたい[1]（図7）．

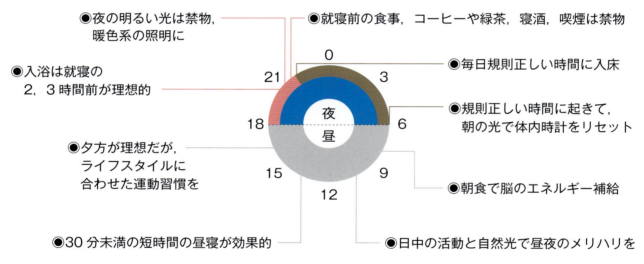

図7　質の良い睡眠を取るための生活習慣（文献1）を改変）

対応・治療 V-1
睡眠時ブラキシズムへの対応①リスクファクター

2 2次性・医原性睡眠時ブラキシズム

　睡眠時無呼吸症候群，不眠症，むずむず脚症候群，周期性四肢運動障害，睡眠時逆流性食道炎等（図8），睡眠時ブラキシズムに関連する睡眠障害や睡眠中の運動障害がいくつか報告されている．こうした睡眠障害は睡眠中に異常な運動や行動を伴い，睡眠の質の低下をきたす．前述のように睡眠の質が低下したり，分断されると咀嚼筋に対する抑制が弱まり，結果として睡眠中の咀嚼筋の活動が増加すると考えられている．したがって，こうした疾患を治療することで睡眠時ブラキシズムが緩解する可能性がある．

　これらの疾患と睡眠時ブラキシズム発症の因果関係についてのエビデンスは十分ではないが，全身健康のためにも問診により罹患が疑われる場合には専門医の受診を勧めるべきである．

　例えば，睡眠時無呼吸症候群については簡便なスクリーニング用質問表があるので，その結果を参照して必要であれば専門医受診を勧める（図9）．医師により睡眠時無呼吸症候群と診断されればオーラルアプライアンスを用いた歯科的対応も可能である．睡眠時ブラキシズム患者で，閉塞性睡眠時無呼吸症候群がありオーラルアプライアンスが適応となっている場合は，スプリント療法ではなくオーラルアプライアンス療法が第一選択となる（図10，CHAPTERV-2-7 参照）．

■ **睡眠時無呼吸症候群**
　睡眠中に長時間呼吸が止まる状態（10秒以上）が繰り返されることで，血中の酸素が不足し，深い睡眠が取れなくなる病気

■ **不眠症**
　寝つきが悪い，眠りを維持できない，十分眠った感じがしないなどの症状が続き，夜によく眠れないため日中の眠気，疲れ等の体調不良が生じる状態

■ **むずむず脚症候群**
　夕方から深夜にかけて，脚がムズムズする，じっとしていると脚が不快といった異常な感覚が出現してくる病気

■ **周期性四肢運動障害**
　睡眠中に脚の不随意運動（ピクピク）が周期的に起こるため，その不快感から不眠や日中の過眠が生じる病気

■ **睡眠時逆流性食道炎**
　睡眠中に胃液が食道に逆流して食道の粘膜に傷がつく病気．睡眠時無呼吸症候群の患者さんに併発することが多い

図8　睡眠時ブラキシズムのリスクファクターとなり得る睡眠障害

日中の眠気チェック項目	ほとんど眠る	しばしば眠る	たまに眠る	ほとんど眠らない
座って読書中	3	2	1	0
テレビを見ているとき	3	2	1	0
会議，劇場などで積極的に発言などをせずに座っているとき	3	2	1	0
乗客として1時間続けて自動車に座っているとき	3	2	1	0
午後に横になったとすれば，そのとき	3	2	1	0
座って人と話をしているとき	3	2	1	0
アルコールを飲まずに昼食を取った後，静かに座っているとき	3	2	1	0
自動車を運転中に信号や交通渋滞などにより数分間止まったとき	3	2	1	0
小計	/24	/16	/8	/0
合計				/24

図9　エプワース眠気尺度（文献2）より引用）
睡眠時無呼吸症候群のスクリーニングに広く使用される日中の眠気を評価する質問表で，合計点数が11点以上になると病的な状態とされ睡眠時無呼吸症候群の疑いとなる．

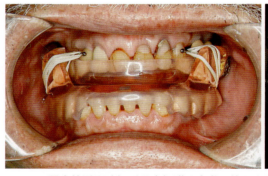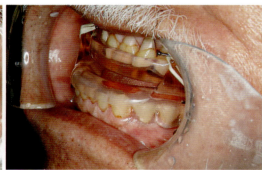

図10　閉塞性睡眠時無呼吸症候群の患者に使用されるオーラルアプライアンス
上下顎に装着することで，下顎と舌が前方に保持され睡眠中の気道の閉塞を防ぐ．

　また，睡眠時ブラキシズムを引き起こす可能性のある服用薬が報告されている．よく知られるものとして選択的セロトニン再取り込み阻害薬（SSRI）とよばれる抗うつ薬があり，服用中の患者は少なくない．こうした薬剤が睡眠時ブラキシズムの原因となり顎口腔系に障害をきたしている場合には，担当医に対して服用薬変更の可能性について相談することもある．

対応・治療 V-1
睡眠時ブラキシズムへの対応①リスクファクター

参考文献

1） 樋口重和. 快眠と生活習慣. 厚生労働省 e—ヘルスネット. https://www.e-healthnet.mhlw.go.jp/
information/heart/k-01-004.html.

2） Johns MW. A new method for measuring daytime sleepiness : the Epworth sleepiness scale.
Sleep. 1991 : 14 : 540-5.

2 睡眠時ブラキシズムへの対応② スプリント療法

馬場一美

前述したようにリスクファクターへの対応，睡眠衛生指導が奏効すればスプリント療法は不要であるが，残念ながらそうした可能性は必ずしも高くはない．そのため，多くの場合「オクルーザル・スプリント（以下，スプリント）療法」が標準的に行われる．現在，睡眠時ブラキシズムへの治療法として保険適応されているのはスプリント療法のみである（図1）．

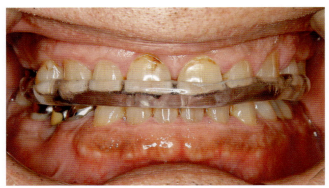

図1 スプリント療法
上顎に装着された加熱重合タイプ（アクリリック・レジン）のオクルーザル・スプリント．

1 短期的抑制効果

ほとんどの患者においてスプリント装着後，睡眠時ブラキシズムの頻度は減少する．我々がこれまで行ったいくつかの研究結果を総括するとスプリント装着後，90.9%の患者で抑制効果が認められ，平均すると睡眠時ブラキシズム持続時間は72.0%，頻度は57.9%抑制される．つまり，スプリントには明らかな睡眠時ブラキシズム抑制効果がある．しかし，2週間程度の継続使用により多くの場合，睡眠時ブラキシズムのレベルは元に戻りはじめ[1]（図2），その後前述の抑制効果は失われる[2]．臨床的にも継続使用されたスプリント上に著しい咬耗が生じたり，スプリントに穿孔，破折等が生じるといったことは稀ではない（図3）．

V-2 対応・治療
睡眠時ブラキシズムへの対応②スプリント療法

スプリント装着前後および2週間後の比較

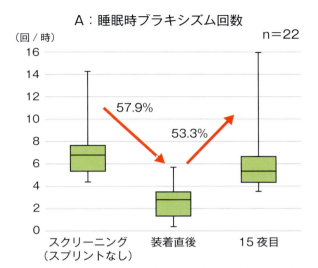
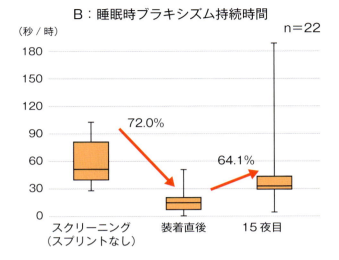

図2　スプリントの睡眠時ブラキシズム抑制効果（文献1)より引用）
スプリント装着直後には睡眠時ブラキシズムの頻度（A），持続時間（B）とも有意に減少する．しかし2週間程度の継続使用により抑制効果が失われはじめる．
（スクリーニング：被験者が研究に参加する際に睡眠時ブラキシズム患者であることを確認するための検査，装着直後：スプリントを装着した日の夜）

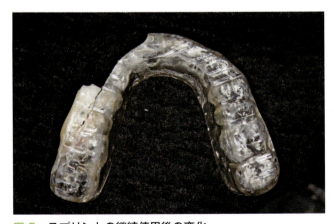

図3　スプリントの継続使用後の変化
継続使用によりスプリントには咬耗や破折がしばしば観察されるようになり，睡眠時ブラキシズムがスプリント上で行われていることが推察される．

　それでも臨床的には短期的に睡眠時ブラキシズムの抑制が必要な状況もあり，そうした場合に治療効果を活用することが可能である．
　また，スプリント長期継続使用による抑制効果の消失は，スプリントへの慣れによると考えられているため，スプリントを間欠的にある程度の間隔をあけて使用すると，使

Column 6 | スプリントの短期的抑制効果の活用

　睡眠時ブラキシズム患者にしばしば円板転位によるクリックが認められるが[3]，クリックのみで痛みがない場合や生活に支障がなければ治療対象にならない．睡眠時ブラキシズム患者で日常的なクリックがあり間欠的に起床時にロックを経験する患者が認められるが，こうした患者では何らかの原因で睡眠時ブラキシズムの頻度・強度が増している可能性が高い．その場合にはそういった症状に合わせてスプリントを使用しその抑制効果を活用することができる（Column5参照）．

　用中止期間中に慣れがリセットされ再度，抑制効果が得られる可能性がある[2]．たとえば，顎関節症患者で起床時のロックを間欠的に繰り返す患者に対しては，通常はスプリントは使用せず，症状の出現に合わせてスプリント療法を適用することで睡眠時ブラキシズムを抑制し症状を軽減させることができる（Column6）．

2　スプリントによる力のコントロール

　スプリントに長期的な睡眠時ブラキシズム抑制効果がないことは前述のとおりであるが，それでもスプリント療法が標準的な治療として用いられるのは，スプリントの装着により顎口腔系を睡眠時ブラキシズムの力から護ることができるからである．つまり，「睡眠時ブラキシズムを止める」のではなく，適切にデザインされたスプリントにより睡眠時ブラキシズムによる「力」を合理的に配分し，顎口腔系に対する為害作用を「最小化」することができる．そのためには，前述のバイオメカニカルな視点からスプリントに適切な咬合接触を付与すること，つまりスプリントによる咬合管理を行うことが必須である（CHAPTERⅢ-1参照）．具体的にはスプリントは①個々の歯・補綴装置を保護する，②歯列上に生じる咬合力をコントロールする，③顎関節に生じる力の分布をコントロールすることを目的として使用され，これらの要件を満たすデザインを付与する必要がある（図4，5）．

対応・治療
睡眠時ブラキシズムへの対応②スプリント療法 V-2

スプリントに期待する作用：
睡眠時ブラキシズムの力の合理的配分・コントロール
▶歯・補綴装置の保護
▶歯列に生じる咬合力の合理的配分
▶顎関節部に生じる力の合理的配分

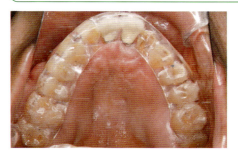
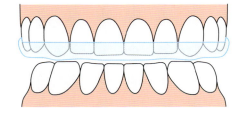

図4　スプリントが具備すべき3要件

「スプリントの咬合関係≠天然歯・補綴装置の咬合関係」

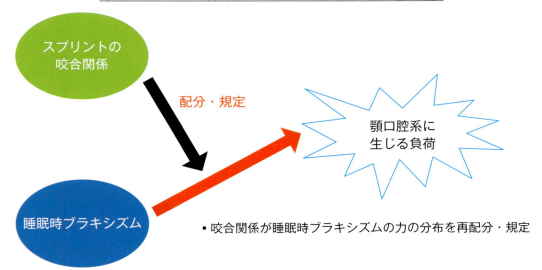

・咬合関係が睡眠時ブラキシズムの力の分布を再配分・規定

図5　睡眠時ブラキシズムと咬合の関係
スプリントに適切な咬合接触関係を付与することにより，睡眠時ブラキシズムの力を合理的に再配分・規定することができる．
天然歯列の個性正常咬合，補綴装置に付与すべき理想的な咬合接触関係についてはそれぞれ歯科矯正学，歯科補綴学の領域で蓄積されてきた知見を参照して付与すべきである．
睡眠時ブラキシズムに対応した理想的な咬合関係は上記と異なる．CHAPTER Ⅲ-1にてバイオメカニズムについて解説したように，クレンチング時には最後臼歯に咬合力が集中する．これを避けるため，スプリントの咬合調整時には患者に強い力を伴うタッピング，リズミカルなクレンチングを指示し，均等な咬合接触が得られるまで調整を行う．天然歯列や補綴装置を同様な方法で咬合調整すると臼歯部の咬合が弱くなり咀嚼しにくくなる．また，グラインディング時ならびに側方クレンチング時の力を分散するために，急峻な犬歯誘導は付与せず両側性の平衡咬合を目指し側方咬合接触関係を調整する．あくまでこれらはスプリントに付与する咬合であり，天然歯列や補綴装置全般に付与する咬合接触関係とは異なる．

115

3 スプリントに求められる要件

1 歯・補綴装置の保護

　スプリントはシート状の樹脂を加熱・加圧してバキュームプレスして製作されるものとレジンを重合して製作されるものに大別される．前者のうちソフトタイプの材料はエチレン酢酸ビニル共重合樹脂あるいは，オレフィン系エラストマー，ハードタイプはポリエチレンテレフタレートである．後者の加熱重合レジン・タイプはポリメチルメタクリレート，光重合レジン・タイプは MMA・ポリウレタン・シリカ微粉末の混合物からなる．どのタイプを選択すべきかについては後述するとして，いずれも歯や歯冠修復材料と比較して十分に軟らかいため，睡眠時ブラキシズム，特にグラインディングによって生じる摩耗はスプリントの咬合面に生じ，結果として歯・補綴装置が咬耗から保護されることになる．

　接着性レジンや固定性の補綴装置で歯を連結することは 1 次固定と呼ぶのに対して，スプリントや部分床義歯のように可撤性の装置を装着することによりそれぞれの歯を固定することを 2 次固定と呼ぶ．スプリントにより被覆され 2 次固定された歯列は咬耗しないばかりでなく，歯列全体で力を受けることになるため，一部の歯への力の集中を回避できる．ちなみに「スプリント」とは医科では「骨折などに用いられる添え木」を意味する．

2 歯列に生じる咬合力の合理的配分

　スプリントに付与する咬合接触関係により歯列に生じる咬合力分布を合理的に分散することができる．CHAPTER Ⅱ-1-4 で解説したように咬合接触関係を変化させても睡眠時ブラキシズムを抑制することはできないが，睡眠時ブラキシズムによって生じる力の分布はスプリントに付与する咬合接触関係により規定される．

ⅰ）クレンチングへの対応

　クレンチング時に歯列上に生じる咬合力の分布はクレンチング強度に依存して変化する．具体的にはクレンチング強度が強くなると，咬合力の総和が大きくなるばかりでなく，臼歯部に咬合力の集中が起こる（CHAPTER Ⅲ-1 参照）．その結果，最後臼歯や最後臼歯部に埋入されたインプラントにしばしば臨床的な問題が認められる．こうした問題を予防するため，スプリントの咬合調整時には，患者に強い力を伴うタッピングを指示し，強い力で咬んだときに多点同時の咬合接触が得られるように仕上げる．そうすることによって強いクレンチング時の咬合力の分布を歯列全体に均等に配分することが

対応・治療
睡眠時ブラキシズムへの対応②スプリント療法 V-2

でき，咬合力の臼歯部への集中を回避する．実際にクレンチング強度を中程度として測定された咬合力の分布を図6に示す．天然歯列でのクレンチング時には咬合接触の臼歯部への集中が認められるのに対して（図6A），適切に調整されたスプリント上では咬合接触が歯列全体に分散されることがわかる（図6B）．

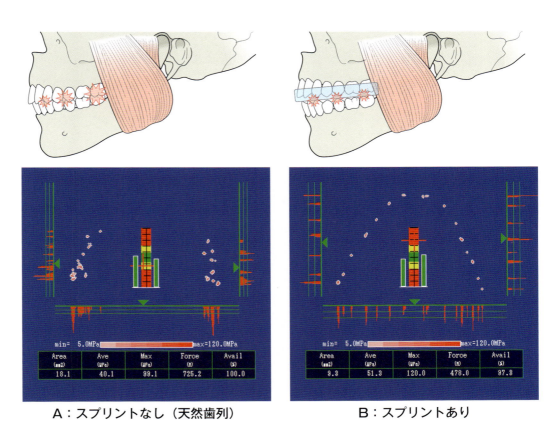

A：スプリントなし（天然歯列）　　　B：スプリントあり

図6　歯列上に生じる咬合力分布の均等化（文献4）より引用）
天然歯列でクレンチングが行われると，咬合力は臼歯部へ集中する（A，CHAPTER Ⅲ-1-1）．強い力のタッピング（クレンチング）を指示して調整されたスプリントにより，臼歯部への咬合力の集中を防止できる（B：スプリント上での咬合力分布）．

ⅱ）グラインディングへの対応

　側方咬合接触（ガイド）については，特に急峻な犬歯誘導を与えることはせず，フラットスプリントとし，可能なら両側性平衡咬合を与える．犬歯誘導を与えることが睡眠時ブラキシズムのレベルを低下させるとの考え方もある．確かに覚醒時であれば犬歯誘導にしたほうがグラインディングや側方咬合位におけるクレンチング時の筋活動量は小さくなることがヒトを対象とした研究で報告されている[5]．しかし，あくまでもそれは犬歯のみに接触が限られるため意識下では強い力で咬めないからである．睡眠中にはそうした意識のフィードバックが効かないため，咬合接触数が少なくなっても同じように強い力が発揮され咬合力が犬歯に集中し，過度の咬耗や歯根破折のような重篤な問題を引き起こしている症例をしばしば経験する．

　さらに急峻な犬歯誘導を与えることはフラットスプリントと比較するとグラインディング中に生じる側方力の軽減という点で不利である．一方，ガイドを平坦とすることによりグラインディング時に歯・補綴装置に加わる側方力を軽減できる．そればかりでなく，ガイドを平坦にすれば結果として，グループファンクションドオクルージョン，症例によっては両側性平衡咬合が実現され，結果としてグラインディング時に生じる力を分散することができ，咬合力の犬歯への集中を回避できる（図7）．両側性平衡咬合が実現できるか否かは咬合彎曲に依存するため，スピーの彎曲が小さい症例では実現できないが，患者の咬合状態に合わせてできるだけ多くの歯でグラインディングを誘導するように調整する．

　このようにグラインディング時の咬合接触パターンを調整するためには理想的には上顎スプリントを製作する必要がある．下顎スプリントでは側方運動の展開角を調整できない（図8）．

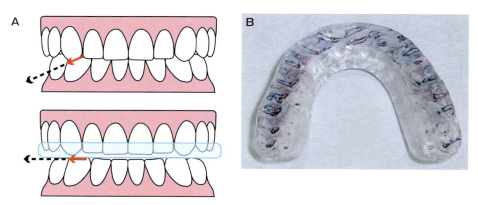

図7　フラットスプリントによるグラインディング時に生じる側方力の軽減と分散
急峻な側方ガイドを持たない上顎フラットスプリントであれば，側方滑走運動時に生じる誘導部への側方力を小さくできる（A）．その結果，側方滑走運動時の咬合接触は歯列全体に分散することができる（B）．青色で印記された部分が，側方運動時（グラインディング運動時）の咬合接触（誘導）部位であり，図のように多数の咬合接触が得られるように調整し，グラインディング時に生じる咬合力をできるだけ分散する．

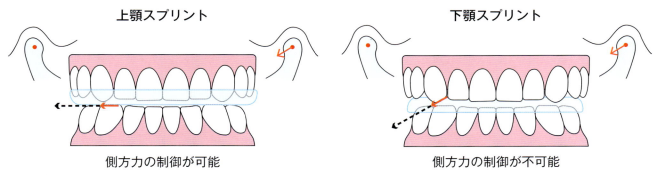

図8 上顎 versus 下顎
グラインディング時に生じる側方力の軽減や咬合力の分散のためには，側方運動ができるだけ平坦になるように上顎スプリントを調整する．下顎スプリントでは患者固有のガイドを変更できないため，こうした側方力の軽減は不可能である．

3 顎関節内圧力部に生じる力の合理的配分

　顎関節内圧力についてもフラットスプリントで両側性平衡咬合を付与したほうが非作業側の関節内圧力を軽減するうえで有利である．実験的な研究において非作業側接触が側方咬合位におけるクレンチング時の同側関節内圧力を軽減することが示唆されている．また臨床研究により非作業側接触を持つ患者において同側のクリック発症率が低いことが示されている．つまり，フラットスプリントにより両側性平衡咬合が確立できれば歯だけでなく顎関節内圧力分布を合理的にコントロールすることが可能である（図9）．

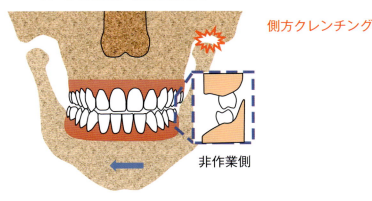
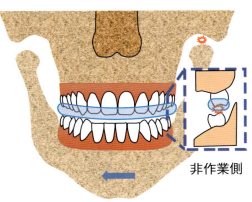

図9 フラットスプリント（両側性平衡咬合）による非作業側顎関節の保護
上顎フラットスプリント上で非作業側咬合接触を付与することができれば，側方クレンチング時の同側関節内圧力の亢進を防ぐことができる．

4 スプリントの種類

1 ハードタイプかソフトタイプか？

前述のようにスプリントはバキュームプレスで製作されたもの，つまり熱可塑性の樹脂シートを加熱・軟化して歯列模型に吸引・加圧して製作されるバキュームプレスタイプと，義歯床用のアクリリック・レジンを加熱重合して製作される加熱重合タイプに大別される．

材質については，バキュームプレスタイプにはソフトタイプとハードタイプがあり，加熱重合タイプはハードタイプのみである．

睡眠時ブラキシズムに対しては，ハードタイプのスプリントが標準的に使用される．その理由としてまず，ソフトタイプでは咬合接触の調整ができないことがあげられる．スプリントに理想的な咬合接触関係を付与するうえでは加熱重合レジンで製作することが理想的であるが，バキュームプレスタイプのものでも常温重合レジンを積層して咬合接触関係を付与することは可能である．その他の理由としてソフトタイプでは歯のスプリント効果が期待できないこと，さらに常温重合レジンを添加できないためメインテナンスにおいて修理ができないことがあげられる．長期使用により穿通したり引き裂かれたりした場合（図10）には新しいスプリントの再製作が必要となる．

ソフトタイプのスプリント

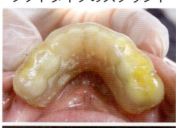

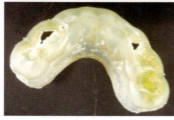

長期的な管理

ハードタイプのスプリント

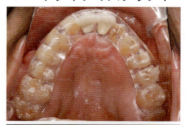

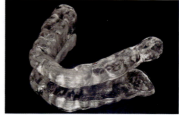

修理が可能

図10 ハードタイプかソフトタイプか？
ソフトタイプのスプリントは修理が不可能であり，レジン添加や修理が可能で長期的な管理を行いやすいハードタイプのスプリントが標準的に使用される．

対応・治療
睡眠時ブラキシズムへの対応②スプリント療法 **V-2**

一方で一定の割合でソフトタイプの装着感を好む患者もあり，ハードタイプを受け入れない場合にはソフトで対応することもあり得る．また，混合歯列の小児の場合には歯の萌出等があり，ソフトタイプにせざるを得ないこともある（CHAPTERV-6 参照）．

2 バキュームプレスタイプか加熱重合タイプか？

前述のように加熱重合レジンを用いて製作されるハードタイプは，咬合器上でワックスアップして製作されるため理想的な咬合接触関係を与えやすい．さらに長期的な管理の中で必要となる常温重合レジンの追加や修理もしやすいという利点がある（図 11，口腔内装置 1）．

バキュームプレスタイプのハードタイプはシートの厚さにもよるが，一般に加熱重合タイプよりも薄くできるので違和感が少ないという利点がある．しかし，理想的な咬合接触関係を与えようとすると臼歯部に穿孔してしまうことがあり，シートのみでは咬合接触を適切に与えることができないことが多くフラットなガイドを付与することも困難である（図 11，口腔内装置 3）．その場合には，咬合面に常温重合レジンを添加して適切な咬合接触を与える（図 11，口腔内装置 2）．

いずれのタイプも長期使用により咬耗や穿孔が生じた場合には常温重合レジンを用いて対応する．

口腔内装置1	口腔内装置2（咬合接触付与あり）	口腔内装置3（咬合接触付与なし）
加熱重合タイプ （ハードタイプ）	バキュームプレスタイプ （ハードタイプ）	バキュームプレスタイプ （ハードタイプ，ソフトタイプ）
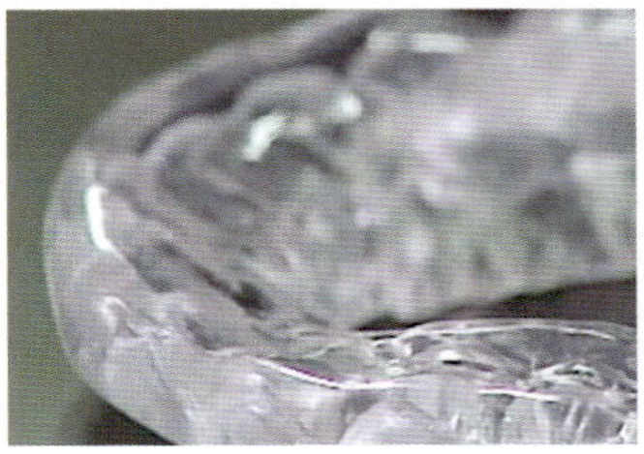	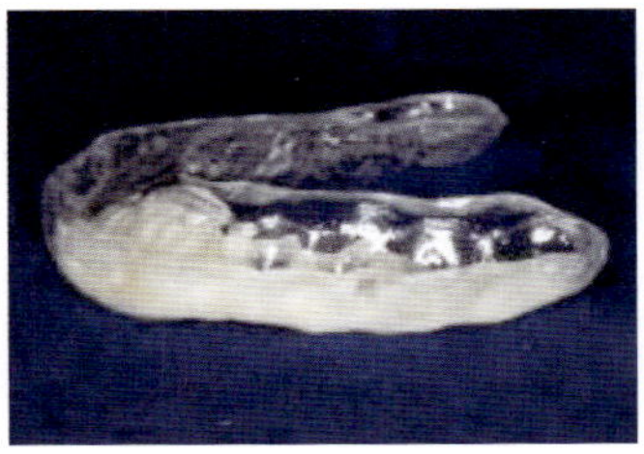	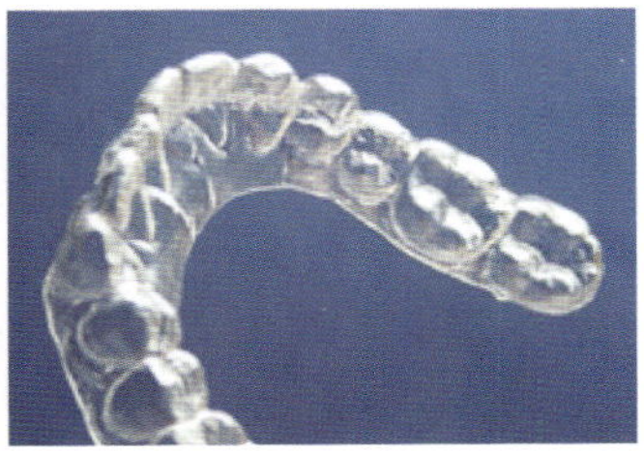
装置料：1,500点	装置料：800点	装置料：650点
製作方法：義歯床用のアクリリック・レジンにより製作	製作方法：熱可塑性樹脂シートを吸引，加圧して製作，または常温重合レジンを模型に圧接して製作	製作方法：口腔内装置2で咬合接触が付与されていないもの

図 11　健康保険上でのスプリントの区分（平成 30 年度診療報酬改定，令和 6 年度現在）

5 スプリントによる挙上量

　スプリントの挙上量を規定するのはスプリントの機械的強度を保証するための厚みと付与する側方咬合様式（ガイド）である．前者の観点からは少なくとも1mmの厚さが必要である．つまり，臼歯部で1mmの挙上が必要になるため，結果的に前歯部では約1.5mmの挙上となる．側方咬合様式については側方運動をフラットに誘導するためには前歯部垂直被蓋分とスプリントの厚み（1mm）を加えた量（A＋B，図12）を挙上する必要があり，いずれの条件も満たす必要がある（1.5mmかA＋Bのいずれか大きいほうの値を挙上量とする必要がある，図12）．

　しかし，過蓋咬合の患者であれば上記の要件を満たそうとすると，挙上量が著しく大きくなり，患者が受け入れることができない．その場合の挙上量は臼歯部で1mm以上確保し，安静空隙の範囲内に留めるべきである．

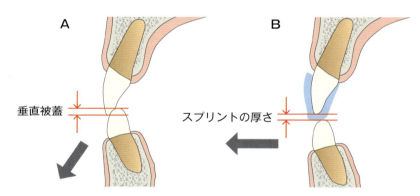

図12　スプリントによる咬合挙上と下顎運動のガイドの角度の関係
患者固有のガイドの角度は垂直被蓋量と水平被蓋量によって規定される（A）．スプリントによりガイドの角度をフラットにするためには垂直被蓋量とスプリントの厚さ分（1mm）の咬合挙上が必要である（B）．

対応・治療 V-2
睡眠時ブラキシズムへの対応②スプリント療法

6 スプリント療法を用いた睡眠時ブラキシズム管理

　スプリント療法はスプリントを装着して終わるわけではなく，装着後の長期的な管理が必要である．まず，プラークコントロールが重要であることはいうまでもない．スプリントを使用することにより，歯や辺縁歯肉が唾液や口腔内の軟組織との接触を断たれるため，う蝕・歯周病リスクは高まる．口腔衛生状態が悪いとスプリントの使用によりう蝕，歯周病は加速度的に進行する．

　また，スプリント自体の長期的な管理も必要である．前述のようにスプリントの穿孔や破折はめずらしくなく，少なくとも6か月に一度のリコールは必要である．

　さらに，コンプライアンスについても確認する必要がある．装着時の違和感などの理由からスプリントを製作しても装着しない患者も散見される．睡眠時ブラキシズムの為害作用について，十分に説明し，スプリント療法の必要性についての理解を得ることが必要である．患者の症状の重篤度によっては毎晩でなくても，1日おきに使用することでもスプリントの効果は期待できる．例えばグラインディング・タイプの睡眠時ブラキシズム患者の場合，理論的には咬耗の進行速度を半分にすることができる．そういった柔軟な対応も必要である．

　長期使用により破折を繰り返すようになることも稀ではないが，一度破折すると修理しても同じ場所が起点となり破折を繰り返す可能性が高くなる（図3）．そういった場合には再製作を考える必要がある．

　以上，スプリントを用いた睡眠時ブラキシズム管理について述べてきたが，前述したように慢性の睡眠時ブラキシズムについては現時点で確実に止めることはできないことを理解する必要がある．したがって睡眠時ブラキシズムの力をスプリントに付与する咬合接触関係によって，できるだけ合理的に配分し力の集中を防ぎ，その為害作用を最小化するという戦略にならざるを得ない．ここで述べているのはあくまでスプリントに付与する咬合であり，補綴装置に付与する咬合接触ではない．クラウン・ブリッジであれインプラント上部構造であれ，固定性補綴装置の咬合は咬頭嵌合位はライトタッピングで調整し側方運動中のガイドは犬歯誘導，セミ・グループファンクションとし臼歯部はディスクルージョンである．たとえば大臼歯にクラウンを製作する場合，強いタッピングで調整すると当然ながら咀嚼時に後方大臼歯部の咬合接触が弱くなり咀嚼能率が悪くなる．日中機能しているときと睡眠時の咬合は分けて考え，睡眠中には睡眠時ブラキシズムへの対応を考慮して調整されたスプリントを装着する（図5，13）．

　こうした慢性の睡眠時ブラキシズムの抑制を目指し，我々は振動フィードバック刺激を用いた治療システムを開発している．このシステムを利用すれば長期的に睡眠時ブラキシズムの頻度や持続時間を半分以下に抑制することができることがわかっており，現在，臨床応用に向けた研究を継続している．（Column7，8）

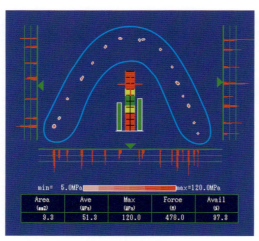

■ 咬頭嵌合位
　クレンチング時に多点同時接触
　➡強いタッピングで調整

■ 側方咬合接触
　急峻なガイドは付与せず両側性平衡咬合を目指す
　➡BULLの法則⇒上顎頬側咬頭内斜面を削合

図13　スプリントの咬合調整

7　スプリント療法の注意点

　スプリント療法についての注意点として，まず，患者には日中はスプリントを使用しないよう指導する必要がある．つまりスプリントは夜間，睡眠時のみに使用していただく．顎関節症に用いられるスプリントは，日中使用されることもあるが睡眠時ブラキシズムを対象としたスプリントの場合には，日中使用しても意味がない．24時間使用することにより咬合接触関係や下顎位の変化など，より重篤な問題の原因となることがあるので，この点は非常に重要である．

　次に，スプリントをいびきのある患者や閉塞性睡眠時無呼吸症候群の患者が使用すると，いびきが悪化したり，睡眠時無呼吸が重症化する可能性があることが報告されている．したがってスプリント療法を適用する前に，いびきや睡眠時無呼吸症候群の有無を確認することは必須である．睡眠時無呼吸症候群患者の場合にはまず，それに対しての対応，具体的には医科への対診を行う．第1のチェックポイントは，日中の眠気と睡眠中のいびきや呼吸停止があるかを確認することである．眠気については質問表（CHAPTER V-1 図9参照）を用いることでスクリーニングが可能である．これらの自覚がなくても，顎が小さい，舌が大きいなど睡眠時無呼吸症候群のリスクとなる顎口腔形態を確認しておくことも有用である．

　また，スプリントの経過観察の中でいびきや眠気などの症状が悪化していないか，さらに以前は症状がなかったのにスプリントを使用してから症状が出現していないか確認をすることも必要である．

対応・治療
睡眠時ブラキシズムへの対応②スプリント療法 V-2

Column 7 | 新たな治療装置の開発

バイオフィードバックを用いた睡眠時ブラキシズム治療法の有用性が，いくつかの研究によって報告されている．睡眠時ブラキシズムの発生に対応してフィードバック刺激を与えて睡眠時ブラキシズムを抑制しようとする試みである．刺激の種類として，音，電気刺激，振動刺激などが試されている．

我々はスプリントに埋め込んだ感圧フィルム（ピエゾフィルム）で睡眠時ブラキシズムを検出・記録し，検出されたイベントをきっかけとして振動刺激を歯列に与えるシステムを10年前に開発し改良を重ねてきた（図A）．このシステムを使うと患者がスプリントに慣れた後でも，睡眠時ブラキシズムを50％以下に抑制できることがわかっている[1]．完全に抑制されるわけではないが，スプリントを用いたシステムであるため歯列が保護されるという利点もあり，製品化に向けて現在，最終段階にある．

バイオフィードバック

バイオフィードバックとは，通常では自覚されない不随意・無意識の動きを，センサー等により検出して人間が感覚できる音や光，振動などの刺激に変換して自覚させるあるいはフィードバックすることである．また，その利用によりそういった現象・動きを制御する治療法をバイオフィードバック療法と呼ぶ．

振動フィードバックスプリント　　　　データのダウンロードと解析システム

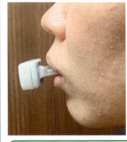
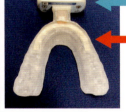
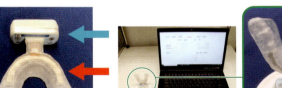

・睡眠時ブラキシズムの記録が可能
・スプリントとほぼ同様の使用感
・歯ならびに補綴装置の保護が可能

図A　振動フィードバック刺激療法
スプリント咬合面に埋入された感圧フィルム（ピエゾフィルム，写真左，赤矢印）で睡眠時ブラキシズムを検出・記録する．イベントに対応して前方部に設置された振動子を駆動し，振動刺激を歯列に与える（写真左，青矢印）．起床後，専用のクレードル上に置くと自動でデータのダウンロードと充電が行われる（写真右）．

Column 8 | スプリント装着および振動フィードバック刺激による睡眠時ブラキシズム持続時間の変化

　ほとんどの患者において，スプリント装着直後に睡眠時ブラキシズムの持続時間の減少が認められるが（1夜目），2週間程度（15夜目）継続使用すると元のレベルに戻ってしまう（図B）．しかし，スプリントの継続使用により睡眠時ブラキシズムレベルが元に戻っても，振動フィードバック刺激（Column7 参照）を付与することで50％以下のレベルまで持続時間が抑制される（図C）

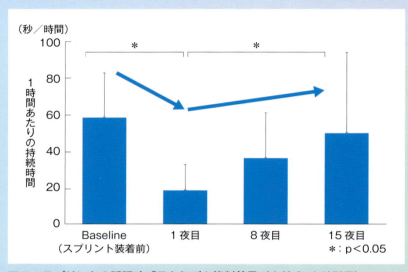

図B　スプリントの睡眠時ブラキシズム抑制効果（文献6）より引用）

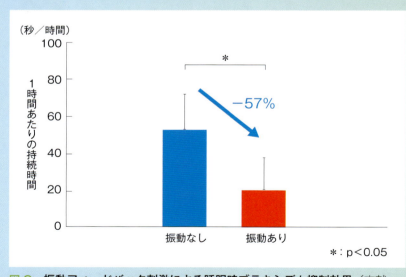

図C　振動フィードバック刺激による睡眠時ブラキシズム抑制効果（文献6）より引用）

対応・治療 **V-2**
睡眠時ブラキシズムへの対応②スプリント療法

参考文献

1） Ohara H et al. Effects of vibratory feedback stimuli through an oral appliance on sleep bruxism: a 6-week intervention trial. Sleep Breath. 2022; 26: 949-57.

2） Matsumoto H et al. The effect of intermittent use of occlusal splint devices on sleep bruxism: a 4-week observation with a portable electromyographic recording device. J Oral Rehabil. 2015; 42: 251-8.

3） Baba K et al. Association between masseter muscle activity levels recorded during sleep and signs and symptoms of temporomandibular disorders in healthy young adults. J Orofac Pain. 2005；19：226-31.

4） Suganuma T et al. Effect of stabilization splint on occlusal force distribution during voluntary submaximal tooth clenching: a preliminary sleep simulation study. Cranio. 2013；31：100-8.

5） Baba K et al. Influence of experimental occlusal discrepancy on masticatory muscle activity during clenching. J Oral Rehabil. 1996；23：55-60.

6） 中里友香理・他. 振動フィードバック刺激を用いた睡眠時ブラキシズムの抑制. 日本補綴歯科学会 第128回学術大会 プログラム・抄録集. 2019. 42.

3 睡眠時ブラキシズムへの対応③ 夜間用義歯（Night Denture）

馬場一美

1 夜間用義歯とは

　超高齢社会に突入した我が国では可撤性義歯の使用者は増加傾向にあるが，これらの患者の睡眠時ブラキシズムについても注意が必要である．義歯の汚れが歯周病やう蝕の原因となったり，誤嚥性肺炎のリスクを高めることから，通常は睡眠中には義歯を装着しないように指導するが，睡眠時ブラキシズム患者の場合には睡眠中に義歯を装着しないと，欠損パターンや残存歯の状態に依存してさまざまな臨床問題が生じる可能性がある．加齢とともに歯の欠損が進行し，残存する咬合接触歯数が少なくなっても，睡眠時ブラキシズムは行われ続けることが多い．睡眠関連疾患の発生率はむしろ高齢者で上昇するため睡眠時ブラキシズムについても同様の傾向がある可能性があり，事実，ドイツで行われた臨床検査も合わせて行った調査では60歳以上の高齢者で16.2%の罹患率が報告されている[1]．CHAPTER Ⅲ-2-3で述べたように，睡眠中に義歯を使用してない状態で睡眠時ブラキシズムが行われると，咬合接触が少なくなっている分，残存歯に咬合力が集中し過度の咬耗や動揺度の増大，歯根破折等の原因となる（図1）．また，根面板やコーヌスの内冠，インプラントのアタッチメントなど，義歯装着時には咬合接

残存歯への咬合力の集中
　　1）顕著な咬耗　　2）動揺度の増大　　3）歯根破折

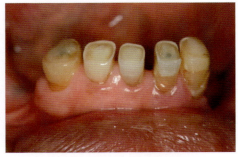
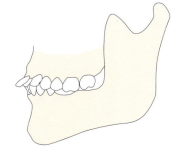
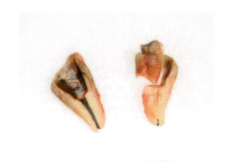

図1　欠損歯列における睡眠時ブラキシズムの影響（咬合接触が存在する場合）
睡眠時ブラキシズムの力が残存歯へ集中し，1）顕著な咬耗，2）動揺度の増大（臼歯部の咬合支持が失われた症例では前歯部のフレアアップ），3）歯根破折等が引き起こされる．

対応・治療 V-3
睡眠時ブラキシズムへの対応③夜間用義歯（Night Denture）

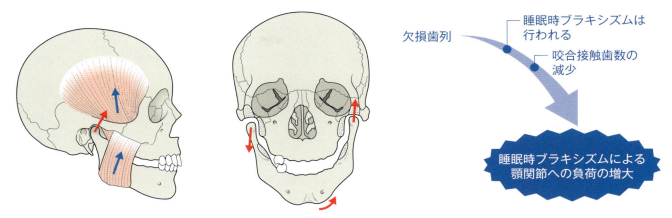

図2　欠損歯列における睡眠時ブラキシズムの影響：顎関節の負担過重
咬合接触部位が減少すると下顎位が不安定となり睡眠時ブラキシズム，特にクレンチングにより下顎が挙上されやすくなる．臼歯部の咬合接触が失われると閉口筋の収縮による下顎頭の挙上量が大きくなる．また，片側の咬合接触が失われると同側の下顎頭の挙上量が大きくなる．下顎頭の挙上により顎関節内圧力が大きくなり，関節症状の原因となる可能性がある．

　触していない部位であっても，義歯をはずすと接触し睡眠時ブラキシズムの力が及ぶ場合がある（CHAPTER Ⅲ-2 図12参照）．特に根面板やアタッチメントは失活歯であることが多く前述のように破折リスクが高いので，義歯非装着時の咬合接触についても十分に注意する必要がある．さらに，図2で解説しているように睡眠時ブラキシズム，特にクレンチングが行われると顎関節内に負荷が生じるが，臼歯部の接触が失われている症例ではそういった負荷がさらに大きくなる．また，片側の咬合接触が失われている場合には欠損側と同側の顎関節に負担過重が生じる（図2）．欠損がさらに進行し，すれ違い咬合や片顎が無歯顎となり咬合接触が失われた症例の場合には，残存歯が対向する欠損部顎堤と接触し粘膜を損傷することもある（図3）．

　こうした問題に対応するために製作されるのが，日中に使用する義歯とは別に，夜間にのみ装着する義歯，つまり夜間用義歯である（図4）．夜間用義歯は通常，レジン床義歯あるいはスプリントに義歯床を付加した形態であり，その目的は，睡眠時ブラキシズムによる力が少数残存歯へ集中するのを防ぎ，力を歯列全体へと配分し，残存歯の咬耗の進行や動揺の増大を防止すること，顎関節の過重負担を防止すること，また，咬合接触がない場合には残存歯に対合する粘膜の損傷を防ぐことである．

　夜間用義歯を別に製作することなく，使用中の義歯を夜間も使用することも，選択肢の1つだが夜間用義歯により，

1. 昼間に使用している義歯を長持ちさせることができる．
2. 予想される咬耗や破折への対応を簡便かつ安価に行える．
3. 破折しても昼間の生活に支障をきたさない．
4. 食事には使用されないため，プラークによる汚染のリスクが少ない．
5. 残存歯列を咬耗から保護できる．

ため，可能であれば夜間用義歯を別途製作すべきである[2,3]（図5）．

129

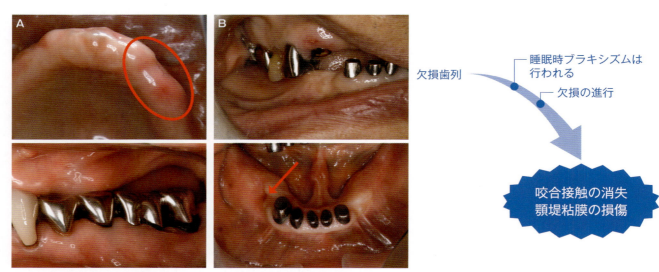

図3　欠損歯列における睡眠時ブラキシズムの影響（歯の接触がない場合）

片顎無歯顎症例の欠損部顎堤粘膜の損傷（A）

75歳女性，主訴：起床時の上顎左側粘膜部の痛み

上顎に歯が残存していた頃，近医に睡眠時ブラキシズムを指摘されていたとのこと，上顎全部床義歯を使用しており夜間は義歯を使用してない．臨床検査の結果，上顎左側小臼歯部顎堤粘膜に発赤を認める．義歯の形態，咬合接触状態，粘膜面の適合に問題はない．義歯を装着してない状態で閉口させると発赤部に合致して対合歯の接触が認められる．睡眠時ブラキシズムによる粘膜への対合歯の咬みこみにより主訴部に発赤が生じていると考えられた．

すれ違い咬合症例の欠損部顎堤粘膜の損傷（B）

78歳男性，主訴：起床時の下顎右側粘膜部の痛み

若い頃から歯ぎしり音を指摘されていた．上下顎部分床義歯を使用しており夜間は義歯を使用してない．臨床検査の結果，下顎右側小臼歯部顎堤粘膜に発赤を認める．義歯の形態，咬合接触状態，粘膜面の適合に問題はない．義歯を装着していない状態で閉口させると発赤部に合致して対合歯の接触が認められる．睡眠時ブラキシズムによる粘膜への対合歯の咬みこみにより主訴部に発赤が生じていると考えられた．

衛生的観点から夜間就寝中に有床義歯は使用しないのが原則である．
しかし，睡眠時ブラキシズムにより
■ 残存歯に過剰な負担がかかる場合
■ 残存歯によって対合する欠損部顎堤が障害される場合
■ 咬合支持が不足し顎関節に負担過重が生じる場合
は夜間のみ使用する夜間用義歯を製作する．

図4　夜間用義歯の適応

有床義歯患者に対しては通常，睡眠中には義歯を取りはずすように指導する．しかし，睡眠時ブラキシズムが疑われ，残存歯に過剰な負担がかかる場合，残存歯によって対合する欠損部顎堤が障害される場合，咬合支持が不足し顎関節に負担過重が生じる場合等については就寝中にのみ使用する夜間用義歯を別途製作する．日中使用している床義歯を使用することも可能であるが，図5にまとめた理由から夜間用義歯を製作することが推奨される．

V-3 対応・治療
睡眠時ブラキシズムへの対応③夜間用義歯（Night Denture）

> 1. 昼間に使用している義歯を長持ちさせることができる．
> 2. 予想される咬耗や破折への対応を簡便かつ安価に行える．
> 3. 破折しても昼間の生活に支障をきたさない．
> 4. 食事には使用されないため，プラークによる汚染のリスクが少ない．
> 5. 残存歯列を咬耗から保護できる．

図5　夜間用義歯を別途製作する理由
床義歯患者の睡眠時ブラキシズムへの対応として，日中に使用している義歯を睡眠時にも使用するという選択肢もあるが，基本的には夜間用義歯を別途製作して使用するべきである．

2　夜間用義歯の形態

　夜間用義歯はスプリントに義歯床を加えた形か，オーバーレイタイプの形をとり，義歯全体に多点同時接触を与える．また，通常のレジン床義歯と同様の方法で製作され，義歯装着時と義歯非装着時を比較し，咬合高径が変化するか否か，つまり残存歯による咬合接触があるか否かにより，2種類のデザインに分類される（図6）．

	A：スプリント様デザイン	B：オーバーデンチャー様デザイン
覚醒時	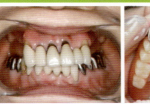 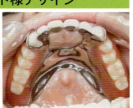	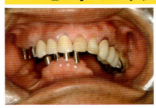 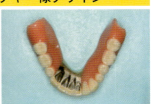
睡眠時	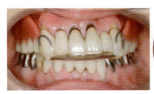 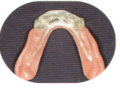	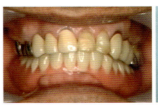 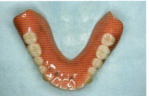

■ 残存歯間に咬合接触が存在
■ 咬合挙上

■ オーバーデンチャー・全顎コーヌスクローネ義歯
■ 昼間義歯と同形態のレジン床義歯

図6　夜間用義歯の形態
義歯非装着時に残存歯の咬合接触が存在する症例（A）
残存歯咬合面をスプリント様の形態で被覆し，欠損部顎堤に対しては通常の義歯床を付与する．有床のスプリント様のデザインとする．スプリントと同様に装着時に咬合高径が挙上される．
オーバーデンチャーなど咬合高径を保持する残存歯間の咬合接触が存在しない症例（B）
コーヌスクローネタイプのアタッチメント義歯やオーバーデンチャー，片顎の全部床義歯など，上下顎残存歯あるいはクラウン・ブリッジ間で咬合高径を保持する咬合接触がない場合には，日中使用している義歯と同様の形態でレジン床義歯を製作する．

ⅰ）残存歯の咬合接触が存在する症例（図6A，7）

　義歯をはずした状態で，残存歯の咬合接触が存在し咬合高径が保たれる場合には，残存歯咬合面をスプリント様の形態で被覆し，欠損部顎堤に対しては通常の義歯床を付与する．必要に応じてワイヤークラスプ等の維持装置を追加する．この形態の夜間用義歯はスプリントと同様に装着時に咬合高径が挙上される．

ⅱ）残存歯の咬合接触により咬合高径が保たれない症例（図6B，8）

　コーヌスクローネタイプのアタッチメント義歯やオーバーデンチャー，片顎の全部床義歯など，上下顎残存歯あるいはクラウン・ブリッジ間での咬合接触がない，つまり義

残存歯間に咬合接触が存在

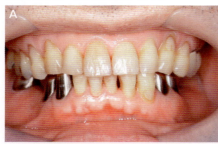
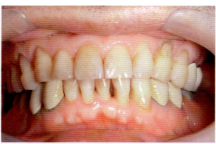
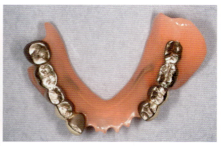
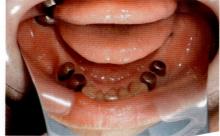
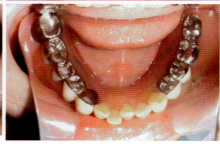

A：下顎に部分床義歯を製作後，起床時に前歯部の痛みが生じはじめたとのこと．就寝中に義歯は使用してない．義歯製作後，下顎右側犬歯，第一小臼歯，左側第一，第二小臼歯を支台歯として内冠が装着され，義歯をはずすと同部の咬合接触が失われ睡眠時ブラキシズムの力が5前歯に集中したため，上記の症状が生じていると考えられた．

Splint-like Design

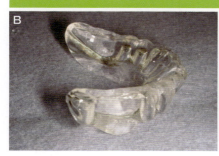
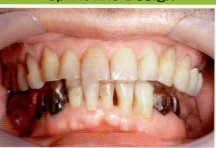
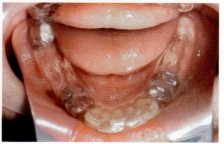

B：残存歯間の咬合接触が存在するため，スプリント様の夜間用義歯を製作・装着し，前歯部の起床時の痛みは消失した．

図7　夜間用義歯症例1：スプリント様デザイン
62歳男性，義歯製作後，起床時の下顎前歯部の痛みを経験するようになり来院．若い頃より歯ぎしり音を指摘されている．

対応・治療 V-3
睡眠時ブラキシズムへの対応③夜間用義歯（Night Denture）

歯をはずした状態で咬合高径が保たれてない場合には，現在使用中の義歯と同じ咬合高径で同様の形態のレジン床義歯を製作する．

残存歯間で咬合高径が維持されてない（オーバーデンチャー）

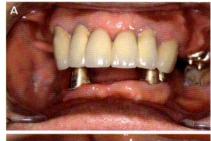
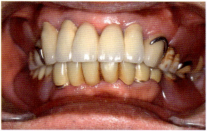
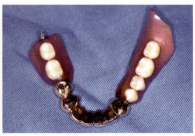
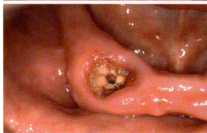
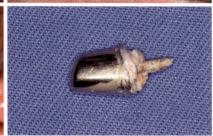

A：下顎右側犬歯の内冠コアごとの脱離を主訴として来院．起床時に同部に違和感を感じていたとのこと．下顎にコーヌスクローネ義歯が装着されている．若い頃から睡眠同伴者に歯ぎしり音を指摘されていた．就寝中に義歯は使用してない．

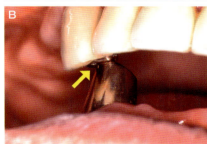
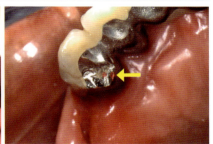

B：義歯非装着時に閉口すると上顎右側犬歯クラウンと下顎右側犬歯部の内冠との間に接触が認められ（矢印），上顎犬歯クラウンに摩耗が認められた（矢印）．睡眠時ブラキシズムの力が同部に集中しているためコア脱離が生じたと考えられた．

Overlay Design

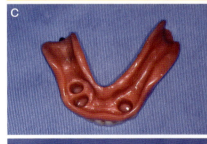
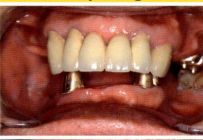
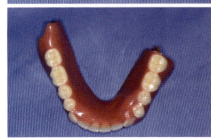
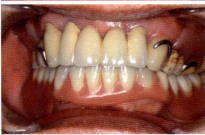

C：残存歯間の咬合接触が存在しないため，オーバーデンチャー様の夜間用義歯を製作・装着した．

図8　夜間用義歯症例2：オーバーデンチャー様デザイン
85歳男性，主訴：右下の歯が取れた．起床時に同部に違和感・軽度の痛み，睡眠同伴者の歯ぎしり音の指摘あり．

3 夜間用義歯使用の際の注意点

スプリント同様，治療終了後も最低6か月に1度程度の定期的なリコールは必須である．

さらに，患者に対して，夜間用義歯を製作する目的と使用に伴うリスクについて，特にプラークコントロールができない場合の残存歯や歯周組織への影響，誤嚥性肺炎の可能性について説明し，口腔清掃指導を十分に行う必要がある．また，義歯床下粘膜の発赤や起床時の疼痛の有無についても確認する必要があり，必要に応じて義歯の調整を行う．

また，重篤な睡眠時ブラキシズム患者についてはこうした対応が奏功しないこともあり，患者に対して夜間用義歯の限界について説明が必要である．この意味では欠損に対する治療法としてインプラントを選択すれば通常のスプリントを使用することができるため，床義歯に比較して有利である．

参考文献

1) Rauch A et al. Prevalence of temporomandibular disorders and bruxism in seniors. J Oral Rehabil. 2023；50：531-6.
2) 馬場一美．睡眠時ブラキシズム——合理的な診断と歯科的対処法．Dental Med Res. 2008；28：187-94.
3) Baba K et al. Management of bruxism-induced complications in removable partial denture wearers using specially designed dentures: a clinical report. Cranio. 2008；26：71-6.

4 睡眠時ブラキシズムへの対応④ マテリアル選択

馬場一美

　レジンコアは歯根破折予防という面から優れた生体材料である．また，審美性を兼ね備え機械的強度の高いモノリシックジルコニアは睡眠時ブラキシズム患者の力の問題に対応可能な材料である．これらのマテリアルを合理的に選択し，補綴治療の予後を向上することが可能である．ただし，こうした材料を用いても睡眠時ブラキシズムのリスクを完全に制御できるわけではないので，スプリント療法を並行して行う必要がある．

1 支台築造（コア）材料の選択

　CHAPTER I-1 で解説したように歯を失う3大原因の1つが破折であることが報告されているが，同じ報告で有髄歯と比較して無髄歯において破折で抜歯となる割合が顕著に高いことも報告されている（図1）．特に睡眠時ブラキシズム関連の臨床的問題で最も注意すべきは失活歯の歯根破折である．以前は失活した歯根は強度の高い金属を用いて補強すべきであると考えられ，そうした治療が標準的に行われていた．しかし金属と歯質の機械的強度の違いが大きいため，両者の界面に応力集中が起こり，むしろ歯根破折をきたす可能性が高くなることがわかってきた．実際に，支台築造された歯の予後

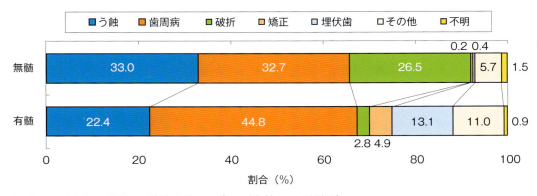

図1　**無髄歯と有髄歯での抜歯主原因の違い**（文献1）より引用）
無髄歯における抜歯主原因は破折の割合が高い．

レジンコア

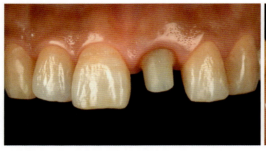
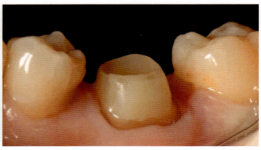

支台築造の15年間の予後調査
　　レジンセメントによるメタルコア（372装置）　　　生存率 55.4%
　　レジンコア（1752装置）　　　　　　　　　　　　生存率 78.7%
（文献2）より引用）

支台築造法の年ごとの歯根破折発生率

	年毎歯根破折発生数合計	歯数合計	年毎歯根破折発生率（%）	オッズ比	95%信頼区間	P値
ポストなし	0.12	63	0.19	1.0（REF）	—	—
レジンコア（ファイバー）	0.73	1832	0.04	0.19	0.000−88.873	0.60
レジンコア（既製メタルポスト）	1.18	1969	0.06	0.32	0.001−122.439	0.71
メタルコア	2.74	1372	0.20	1.04	0.003−338.048	0.99

（文献3）より引用）

図2　レジンコアとメタルコアの予後の比較
レジンコアのほうがメタルコアより生存率が高く[2]，歯根破折の発生率も低いことが示されている[3]．

　は残存歯質の量と支台築造に使用される材料に依存し，歯質が多く残っており，築造に金属ではなくコンポジットレジンを用いたほうが歯根破折のリスクが低いことが報告されている[2,3]（図2）．したがって歯根破折を予防するために支台築造にはレジンコアを選択し，残存歯質が少ない場合にはファイバーポストを用いてレジンを補強すること（図3，4），加えて，できるだけ歯質を保存するために間接法でなく，直接法でレジン築造を行うことが推奨される．
　一方でエックス線写真上で太くて長いメタルコアが認められる場合には，これらの歯の歯根リスクが高いことが予測される（図5）．こうした患者に対してはあらかじめ，リスクについての説明を行っておくべきである．

V-4 対応・治療
睡眠時ブラキシズムへの対応④マテリアル選択

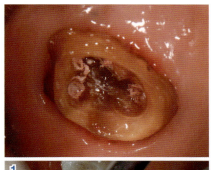

レジン支台築造（4壁残存症例）
1. 仮封・ガッタパーチャ除去
2. 乾燥・根管処理
3. レジン填入
4. 光照射
5. 支台歯形成

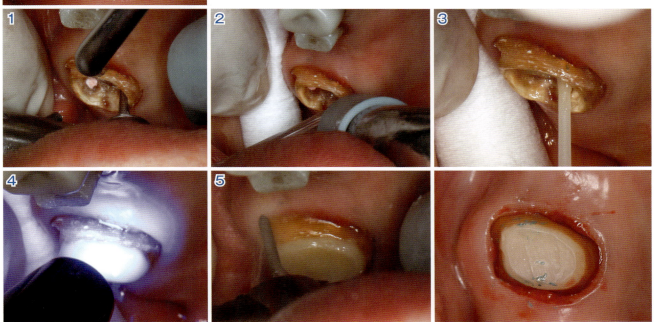

図3 コンポジットレジンを用いた支台築造の臨床ステップ
残存歯質が十分に確保されているため築造窩洞形成は髄腔内のみに留めコンポジットレジン単独での築造を行った症例.

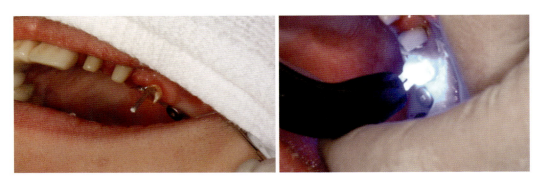

図4 ファイバーポストを用いたレジン築造
残存歯質の量が不足しているためファイバーポストを適応した症例.

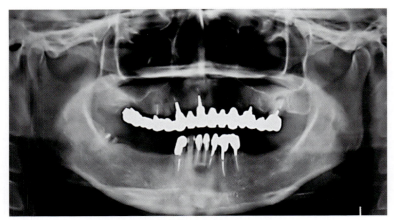

図5　パノラマエックス線写真による支台築造の確認
数多くのメタルコアが装着されており，特に上顎右側前歯部には長く太いメタルコアが装着されていることが確認できる．この症例では実際に同部の歯根破折やその他の部位の二次う蝕などによって全顎の治療が必要であった．

2　セラミックスの選択

　睡眠時ブラキシズム患者におけるもう1つの注目すべき臨床的問題は，ポーセレン（レイヤリング陶材）のチッピングである．従来型のジルコニアは機械的強度が優れている反面，透光性が不足するためジルコニアフレームを製作し，このフレームにレイヤリング陶材を築盛して審美性を担保していた．こうしたタイプのジルコニアクラウンは陶材焼付ジルコニアクラウンと呼ばれ，睡眠時ブラキシズム患者における陶材焼付ジルコニアクラウンで最も高頻度で認められるトラブルはポーセレンのチッピングである[4]．この点は陶材焼付金属クラウンも同様である（図6）．

　一方，従来型のジルコニアと比較して透光性が高い高透光性ジルコニアを使用すれば，

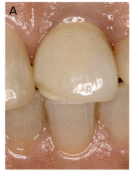 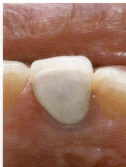 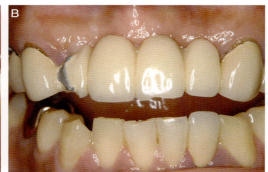

図6　レイヤリング陶材のチッピング
A：陶材焼付ジルコニアクラウン（従来型ジルコニア），B：陶材焼付金属クラウン．

V-4 対応・治療
睡眠時ブラキシズムへの対応④マテリアル選択

レイヤリング陶材を用いず単一材料でジルコニアクラウンを製作することが可能である．これらはモノリシックジルコニアクラウンと呼ばれ，審美領域に適応できる透光性と高い機械的強度を合わせ持ち，破折やチッピングを生じにくいセラミックスである（Column4参照）．

文献的にも睡眠時ブラキシズム患者を対象とした研究により，モノリシックジルコニアクラウンは陶材焼付ジルコニアクラウンと比較して良好な予後が報告されている[4]．

さらに，専用のダイヤモンドペーストを用いて十分に研磨されたジルコニア表面は他のガラス系セラミックスと比較して対合歯を摩耗させるリスクが小さいことも知られている[5,6]．

モノリシックジルコニア材料の進化は日進月歩の状況であり，マルチレイヤード製品や透光性や機械的強度が異なるさまざまな製品が開発，上市されている．一般に透光性と機械的強度との間にはトレードオフの関係があり，大臼歯部には強度を優先し（高透光性ジルコニア，図7），前歯部には透光性を優先したジルコニア材料（超透光性ジルコニア，図8）を選択するが，両者を同一ディスクに重ね合わせた混合マルチレイヤード製品もあり，ほぼすべての部位に適応可能である．

モノリシックジルコニアには前述の利点のみならず，レイヤリング陶材が不要なのでクラウンの支台歯形成を行う際の歯の削除量を少なくできるという利点もあり，特に生活歯に対して有効である．

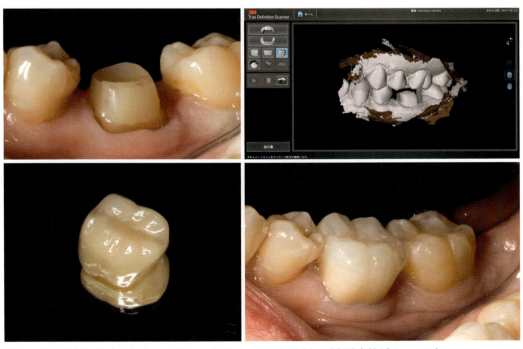

図7　大臼歯部に適応されたモノリシックジルコニアクラウン（高透光性ジルコニア）

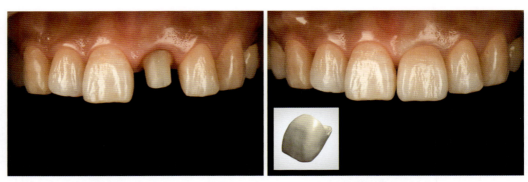

図8 前歯部に適応されたモノリシックジルコニアクラウン（超透光性ジルコニア）

3 注意すべき点

　前述のようにマテリアル選択のみでの対応は不十分であり，スプリント療法の併用は必須である．レジンコアを用いて支台築造を行い，モノリシックジルコニアを用いてクラウンを製作しても，スプリントによってフォースコントロールが適切に行われていないと，力に対して最も抵抗力が弱い部分に破綻をきたしてしまうことも稀ではない．

対応・治療 V-4
睡眠時ブラキシズムへの対応④マテリアル選択

Column 9 | 認知行動療法は有効か？

　覚醒時ブラキシズムに対する認知行動療法の有効性は広く認められており，標準的な治療法として適用されている．一方，睡眠時ブラキシズムに対する有効性については議論の余地がある．公益社団法人日本補綴歯科学会の「ブラキシズムの診療ガイドライン - 睡眠時ブラキシズムの治療（管理）について[7]」によれば，認知行動療法が睡眠時ブラキシズムを抑制する効果を報告した研究は存在するものの，エビデンス全体の確実性は著しく低いとされている．そのため，現時点では認知行動療法の有効性は不明であり，この治療法を推奨することはできないと結論づけられている．認知行動療法の特徴として，副作用が極めて少ない点があげられる．しかし，安全性が高いことのみを根拠に，この治療法を推奨することはできないのである．ただし，このガイドラインには，今後，より改善された実験デザインに基づく研究を通じて，認知行動療法が睡眠時ブラキシズムを抑制する効果に関する新たな知見が得られる可能性があることも付記されている．

参考文献

1) 8020 推進財団．第 2 回 永久歯の抜歯原因調査報告書．https://www.8020zaidan.or.jp/pdf/Tooth-extraction_investigation-report-2nd.pdf
2) Hikasa T et al. A 15-year Clinical Comparative Study of the Cumulative Survival Rate of Cast Metal Core and Resin Core Restorations Luted with Adhesive Resin Cement. Int J Prosthodont. 2010；23：397-405.
3) 峯　篤史．"2013 年における" 歯根破折防止策の文献的考察．日補綴会誌．2024；6：26-35.
4) Matalon S et al. Retrospective 1- to 8-Year Follow-Up Study of Complete Oral Rehabilitation Using Monolithic Zirconia Restorations with Increased Vertical Dimension of Occlusion in Patients with Bruxism. J Clin Med. 2022；11：5314.
5) 伴　清治．ブラキシズムを有する患者へモノリシックジルコニアの適用は可能か？Part1　基礎研究から適用の可否を検討する．日本歯科評論．2019；79：76-88.
6) 馬場一美．ブラキシズムを有する患者へモノリシックジルコニアの適用は可能か？Part2　臨床から適用の可否を検討する．日本歯科評論．2019；79：89-103.
7) 日本補綴歯科学会診療ガイドライン委員会編ブラキシズムの診療ガイドライン - 睡眠時ブラキシズムの治療（管理）について．日本補綴歯科学会．https://hotetsu.com/files/files_540.pdf

5 覚醒時ブラキシズムへの対応

西山　暁

　覚醒中の非機能的な上下の歯の接触は，ある程度は誰でも生じる現象である．したがって，これを完全になくすことを"目的"とする必要はない．覚醒時ブラキシズムに対応する本来の"目的"は，ブラキシズムによって引き起こされるさまざまな症状を軽減あるいは消失させたり，それらが生じないよう予防したりすることである．そのために行うのは，覚醒時ブラキシズムのレベルダウンであり，そのためにはどのようにコントロールするのかが重要となる．

　覚醒時ブラキシズムをコントロールする際には，3つの要素を考慮する必要がある（図1）．3つの要素とは"力の大きさ""持続時間""頻度"であり，それぞれ「生じる力を小さくする」「持続時間を短くする」「発生頻度を少なくする」と言い換えることができる．これらの3つの要素を少しずつ減らすことにより，全体のレベルダウンを行ってゆく．言い換えると，小さな力でも歯が接触していることに気づけるようになり（力の減少），歯の接触が生じてから短時間で気づけるようになり（時間の短縮），歯の接触行動自体が少なくなる（頻度の減少）という行動パターンを患者自身が身に着けることが重要となる．

　覚醒時ブラキシズムの3要素をコントロールするための方法として，①行動変容法，②歯科的対応，③医科的対応，が考えられる．

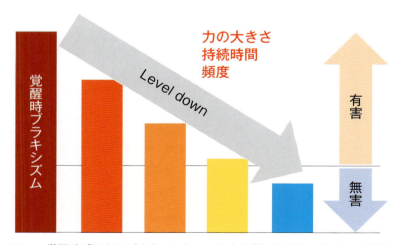

図1　覚醒時ブラキシズムをコントロールする際に考慮すべき3つの要素

V-5 対応・治療 覚醒時ブラキシズムへの対応

1 行動変容法

　行動変容法（Behavior Modification）とは，人の行動を分析し，その行動を変える（変容）手法で，心理学の一領域として用いられている[1]．行動変容法の対象となる「変えるべき行動」のことを"標的行動（Target Behavior）"と呼び，標的行動には「過剰になった行動（望ましくない行動）」と「不足している行動（望ましい行動）」がある．過剰になった行動に対しては，その行動の"頻度"や"持続時間"，"強度"を減らすことを目標とし，行動変容法は"行動の記録（アセスメント）"と"行動の変容"から成り立っている（図2）．

1 行動の記録（アセスメント）

　行動変容法を行う際に重要なことは，標的行動を記録（測定）することであり，記録法としていくつかの方法が示されている（図3）．

　連続記録法は，経時的に観測対象者を観察し，標的行動が生じるたびにそれを記録し，行動の頻度や持続時間を算出する方法である．覚醒時ブラキシズムでいうと，起床時から就寝時までの間に連続して咬筋の筋電図を測定し，過剰な筋活動イベントを抽出する方法[2]が該当する．

　産物記録法は，観察時間内に生じる標的行動を記録するのではなく，標的行動が起きたことによって生じた結果を記録する方法である．覚醒時ブラキシズムでいうと，覚醒中に自覚する歯の痛みや顎の疲労感を自覚したタイミングが該当する．また，バイオフィードバックという，筋電図測定である一定の閾値を設定し，その閾値以上に筋活動が生じた際に音や振動を発生して知らせる方法[3]もこれに該当するといえる．

　インターバル記録法は，観察すべき時間のうち，部分的な時間において標的行動の発

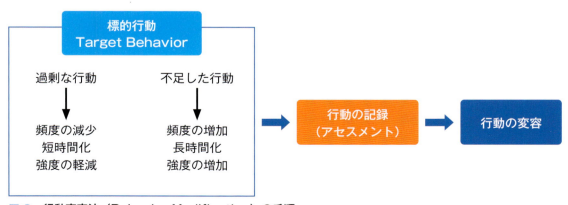

図2　行動変容法（Behavior Modification）の手順

連続記録法	・観察期間を通して持続的に記録する 　例）覚醒中の筋電図記録
産物記録法	・標的行動によって生じた結果を記録する 　例）一定以上の筋活動量，顎のだるさ
インターバル記録法	・観察期間中の一定時間について記録する 　例）ある作業中の筋電図記録
タイムサンプル記録法	・観察期間中のあるタイミングで記録する 　例）リマインダー，EMS

図3　行動変容における記録法の種類

生を記録する方法である．覚醒時ブラキシズムでいうと，患者がデンタルチェアに座っている間において，咬筋の収縮により頬が膨らんだ回数をカウントしたり，ある特定の作業を行っている間のみ筋電図測定を行うなどの方法が該当する．

　タイムサンプル記録法は，観察期間を細かいタイミングに区切り，そのタイミングに合わせて標的行動の有無を記録する方法である．覚醒時ブラキシズムでいうと，メモや付箋などの視覚的合図や，タイマーを用いた音（あるいは振動）による合図を用いた方法が該当する．また，CHAPTERIV-2で紹介した生態学的経時的評価（Ecological Momentary Assessment：EMA）[4] もタイムサンプル記録法の1つである．

2　行動の変容

　行動の記録により，標的行動の過剰や不足の様子が明らかになった後は，その標的行動を変えてゆく（変容）必要がある．標的行動の中でも，繰り返される行動は"習癖行動"といわれ，習癖行動には神経性習癖，運動チック・音声チック，吃音があり，特に神経性習癖は緊張状態下で生じやすく，口に関連した行動も多いといわれている．これらの習癖行動はレベルが小さいうちは問題にならないが，高頻度または高強度で生じる習癖行動は"習癖障害（Habit Disorder）"と呼ばれ，さまざまな不都合を生じることから治療的介入が必要になる（図4）．

　行動の変容の方法の1つである習慣逆転法（Habit Reversal）は，習癖障害となっている習癖行動の頻度を減らすために用いられる手法である．習慣逆転法は，"動機づけ方略""意識化訓練""競合反応訓練""強化"の4ステップに分けられる（図5）．"動機づけ方略"では，習癖行動がどのような状況で生じるのか，そしてその行動が過剰になることにより，どのような不都合や不具合を生じるのかについて学習させる．"意識

V-5 対応・治療 覚醒時ブラキシズムへの対応

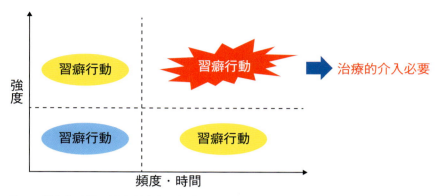

図4 頻度や時間，強度が大きい習癖行動は治療介入の対象となる

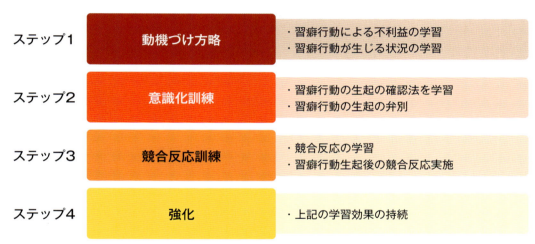

図5 習慣逆転法の4つのステップ

化訓練"では，習癖行動やその予兆に対して，どのようにすれば気づくことができるようになるのかを学習させる．"競合反応訓練"では，習癖行動が生じた場合に，それと同時にできない行動（競合反応）を学習させる．"強化"では先の3つのステップによる学習効果を持続するため反復してゆくことを学習させる．

3 行動変容法を用いた TCH のコントロール

覚醒中に上下の歯を咬んでしまう行動を習癖行動と捉えると，その行動が過剰になった習癖障害が覚醒時ブラキシズム（TCH）ということになる．ここでは，標的行動の記録として産物記録法とタイムサンプル法を，行動の変容として習慣逆転法を用いた覚醒時ブラキシズム（TCH）のコントロール法について解説する．

ステップ 1：動機づけ方略（図 6）

　患者に対して，1 日のうちで咀嚼中や空嚥下（唾液の嚥下）時，あるいは生理的範囲内での上下の歯の接触時間は，20 分に満たない（平均 17.5 分）ことを説明する[5]．このとき，最初に患者に対して「1 日の中で，上下の歯が当たる時間はどのくらいだと思いますか？」という質問してみると良い．ほとんどの患者は「〜時間」と答えるため，そのあとで生理的な歯の接触時間が 20 分に満たないことを伝えると，患者にとって非常にインパクトのある経験となる．

　次に，"食いしばり"でイメージするよりも小さな力による歯の接触であっても，閉口筋の活動が生じることを確認させる．咬筋部または側頭筋部を軽く指で押してもらいながら軽く歯を咬み合わせてもらい，筋肉が収縮することによって指が押し返されることを実感させると良い．その後，この状態が持続することによって，顎関節や咀嚼筋，歯根膜，歯髄，顎堤粘膜などへの負担になることを説明する．最後に，歯の接触が生じやすい環境や，歯の接触が持続しやすくなる状況についてもくわしく説明する．これによって，患者は覚醒時ブラキシズム（TCH）についてより深く理解することができる．

ステップ1	動機づけ方略

1. 生理的な歯の接触は平均17.5分/日
2. 歯の接触による咀嚼筋活動の体験（下図）
3. 歯の接触が長時間化することによって生じる障害の説明
4. 歯の接触が生じやすい状況や環境の説明

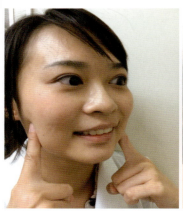
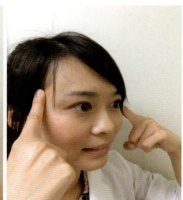

図6　ステップ1：動機づけ方略

ステップ２：意識化訓練（図７）

普段は気づくことができない覚醒時ブラキシズムについて，自分の意識以外の方法で気づいてもらう必要がある．ここでは産物記録法とタイムサンプル法について説明する．

産物記録法としては，バイオフィードバックシステムを用いた方法がある．これは筋電図測定装置を用いて，ある一定の筋活動が生じた際に，音や電気刺激を生じることにより過剰な筋活動が発生したことを知らせる方法である．Watanabe らは側頭筋筋電図を測定し音で知らせる方法を示している[3]（図8A）．また，株式会社サンスターから発売されている GrindCare® も側頭筋筋電図を測定部位としているが，こちらは微弱電気により皮膚を刺激する方法を用いている（図8B）．しかし，いずれの方法も顔

ステップ2	・意識化訓練

- "リマインダー" 使用
  歯の接触有無をチェック
  注）力の大きさは無視！
- 接触頻度3割以上は害が生じる可能性がある

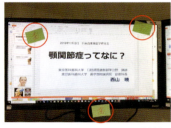
PCのモニターに貼った付箋

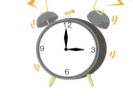
タイマーの使用

図7　ステップ２：意識化訓練

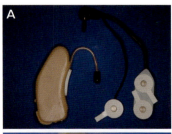
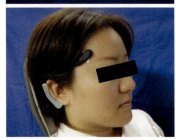
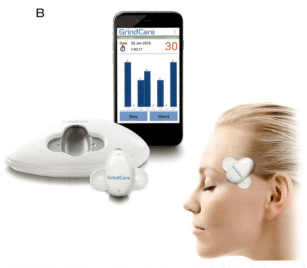

図8　側頭筋筋電図を測定し，ある一定の筋活動が生じた際に，音（A）や電気刺激（B）で過剰な筋活動が発生したことを知らせる方法

に測定装置を貼付する必要があり，日常活動を行う環境下で用いるのは困難であると考えられる（Column10）．

タイムサンプル法では"リマインダー"を利用する．リマインダーとしては付箋やメモ，シール，人形，赤信号などの「視覚的なもの」や，キッチンタイマーやスマートフォンのタイマー機能による「音や振動の刺激」などを用いることが可能である．また，有料ではあるがスマートフォン用のアプリケーションで，BruxApp®という製品が提供されており，ランダムなアラーム音または振動を発生させる装置として利用することが可能である（図9）．

これらのリマインダーからの合図があった際に，上下の歯の接触の有無を確認する．このときに重要なことは，"食いしばり"を確認するのではなく，歯が接触しているか否かを確認することである．つまり，歯を咬んでいる力の大きさは完全に無視し，上下の歯の接触の有無のみを基準にすることが大切である．患者自身が覚醒時ブラキシズムを自覚していない場合や，安静空隙が存在している場合などは，リマインダーを用いた歯の接触頻度の確認を1週間程度行ってもらい，どのくらいの頻度で歯の接触が生じていたのかを測定してもらっても良い．リマインダーから合図の回数に対して，歯の接触頻度が1〜2割程度であれば生理的な範囲と考えることができる．しかし，歯の接触頻度が3〜4割以上になる場合は，生理的な範囲を超えた過剰な歯の接触が存在すると考えられる（CHAPTERⅣ-2-4参照）．

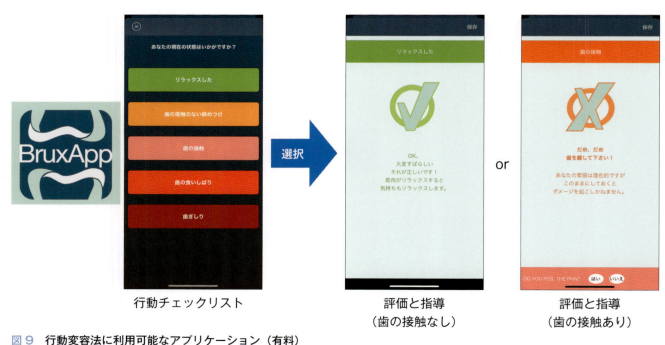

図9　行動変容法に利用可能なアプリケーション（有料）

Column 10 | バイオフィードバックシステムを用いた覚醒時ブラキシズムのコントロールの有効性

　バイオフィードバックシステム（BF）を用いた覚醒時ブラキシズムのコントロールの有効性について，2023年に発表されたシステマティックレビューを紹介する[6]．このシステマティックレビューでは4件のRCT研究が採用されており，測定対象である咀嚼筋は側頭筋が3件，咬筋が1件であった．また，BFの方法としては，音によるものが3件，視覚情報によるものが1件であった．

　測定筋およびBFの方法によらず，コントロールである無刺激群と比較すると，BF群のほうが筋活動イベント数は有意に減少していた（図A）．また，筋痛をアウトカムとした場合，経皮的末梢神経電気刺激（Transcutaneous Electrical Nerve Stimulation：TENS）を用いた治療と比較して，BF群のほうが有意な疼痛強度の低下が認められた（図B）．したがって，BFを用いた覚醒時ブラキシズムのコントロールは，筋活動イベント数を軽減するだけでなく，咀嚼筋痛の改善にも一定の効果が期待できると考えらえる．ただし，研究数が少ないうえにバイアスリスクは比較的高く，BFを行うための基準も一定ではないこと，長期的効果が不明なことなどから，この領域においてはさらなる研究が行われることが期待される．

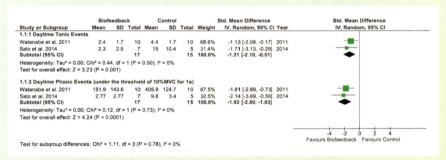

図A　BFによる筋活動イベント数減少の効果（文献6）より転載．CC-BY（https://creativecommons.org/licenses/by/4.0/））

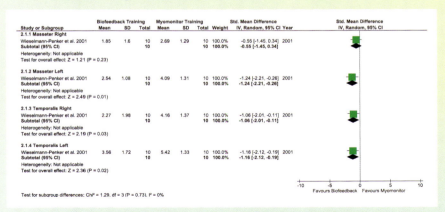

図B　BFによる筋痛減少の効果（文献6）より転載．CC-BY（https://creativecommons.org/licenses/by/4.0/））

ステップ3：競合反応訓練（図10）

　ステップ2で，非機能的な歯の接触に気づかされた際は，「しまった！」と思い，すぐに"深呼吸"を行う．深呼吸の際には，両肩を持ち上げなら鼻から大きく息を吸い込み，その後脱力して肩が落ちた勢いで口から息を吐き出す．こうすることによって，上半身の力が抜けると同時に，自然と上下の歯が離れる感覚を得ることができる．意識して自ら"歯を離した"のではなく，脱力によって自然と"歯が離れた"という行動を経験することが競合反応になる．

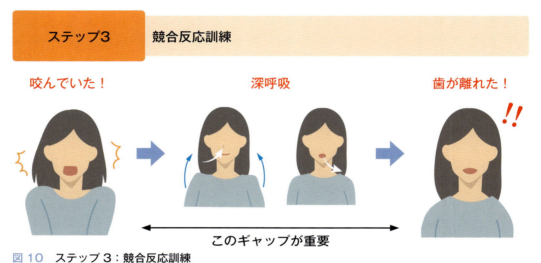

図10　ステップ3：競合反応訓練
鼻から吸って口から吐き出す図．吸う際に肩を上げ，吐く際に肩を落とす．

ステップ4：強化（図11，12）

　ステップ4では，さまざまな状況下でステップ2およびステップ3を繰り返してゆく．それによって，リマインダーからの合図がなくても，上下の歯が接触している状態に自ら気づくようになってくる．また，クレンチング（食いしばり）のような比較的大きな力になってから気づくのではなく，歯が接触している程度の弱い力でも気づけるようになってくる．つまり，上下の歯を咬んでいても，弱い力のうちに早く気づくことができるようになる．これは，上下の歯を咬んだままの状態を維持していた行動から，咬んだことに気づいて自分でその行動を中断することができるという，新しい行動パターンに変化したことを示しており，行動が変容したことになる．

　その後もさらにステップ2およびステップ3を繰り返し，変容した行動パターンを強化してゆく．それによって，「上下の歯を離しておくと違和感がある」と言っていた患者でも，1～2か月程度経過すると歯を離していても違和感がなくなってくる．つまり，消失していた安静空隙が獲得されてきたということになる．このような状態になる

V-5 対応・治療 覚醒時ブラキシズムへの対応

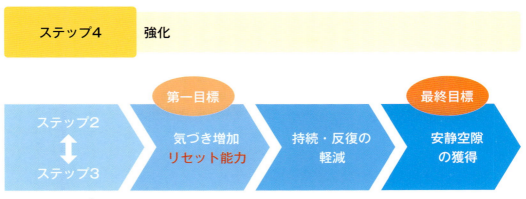

図11　ステップ4：強化

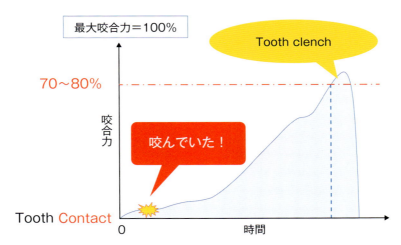

図12　食いしばりより弱い力で，早く気づけるようになる

と，歯を接触させるという行動そのものが少なくなることが期待できる．

　タイムサンプル法として付箋を用いる方法と，ランダムな合図を用いる方法のどちらがより効果があるかについては，Satoら[7]の研究によると，E-mailを用いたランダムな合図のほうが，付箋よりも上下歯の接触頻度は有意に減少させる可能性があるとのことであった．

2 　歯科的対応

　CHAPTER II-4 でも述べたが，維持安定が不良な可撤性義歯が装着されている場合，義歯を咬むことにより義歯の安定性を得る行動が生じる可能性がある．したがって，可撤性義歯装着者で覚醒時ブラキシズムがある場合は，義歯の修理あるいは新製を行い，より安定性のある可撤性義歯を使用できるような口腔内環境にする必要がある．

　コンポジットレジン充塡およびインレーなどの修復物，クラウンやブリッジなどの補綴装置について，装着時の咬合調整が不十分で過高な場合においては，咬合を確認する行動が増える可能性が考えられる．したがって，これらの調整は適切に行う必要がある．

　また，臨床現場において，さまざまな理由で天然歯や修復物，補綴装置の咬合調整を行うことが必要となる状況に遭遇することが考えられる．Boscato ら[8] は，539 名に対する 31 年間のコホート調査で，咬合の問題が覚醒時ブラキシズムに直接的に影響を及ぼすことはなかったと報告している．このことからも，覚醒時ブラキシズムが関与していると考えられる疾患に対して，初期治療として咬合調整を行うことは避ける必要があるといえる．

　矯正治療が覚醒時ブラキシズムを増加させる要因となり得るかということについては，ブラケットとワイヤーを用いた矯正治療およびアライナーによる矯正治療ともに，覚醒時ブラキシズムを増加させる可能性はないとの報告がある[9,10]．しかし，矯正治療開始後に顎関節症症状を発症する者もいることから，矯正治療開始前や開始後に覚醒時ブラキシズムの有無を確認しておくことが望ましいといえる．

3 　医科への対診

　覚醒時ブラキシズムが生じる理由に，交感神経原性咬筋反射があることを述べた（CHAPTER II-2-1 参照）．交感神経活動の亢進が生じる要因として，不安や過度の緊張状態がある場合は，心療内科や精神科への受診を勧めることも考慮する．場合によっては薬物療法が必要になることもある．ただし，最初から心療内科や精神科を受診させるのではなく，まずは前述の行動変容法による自己コントロールに取り組んでもらい，自分でもある程度は対応できるという経験を得てもらうことも重要である．

　また，閉口筋のジストニアあるいはジスキネジアでも筋の過活動が生じる．患者は「食いしばってしまう」「上下の歯がぶつかってしまう」「顎が疲れる」など，覚醒時ブラキシズムとよく似た状況を訴えてくる．しかしこれは覚醒時ブラキシズムとは異なり中枢性の疾患であることから，医科（脳神経内科，脳神経外科など）への紹介が必要となる．ジストニアあるいはジスキネジアの場合，患者をよく観察すると，下顎の頻繁な動

V-5 対応・治療 覚醒時ブラキシズムへの対応

Column 11 | 覚醒時ブラキシズムコントロールによる睡眠時ブラキシズム抑制効果は？

覚醒時ブラキシズムコントロールによる睡眠時ブラキシズム抑制効果の可能性に関する，Satoら[11]の研究を紹介する．この研究では，睡眠時および覚醒時ブラキシズムを自覚する男性を，音によるバイオフィードバック（BF）訓練を行った群と，訓練を行わないコントロール（CO）群に分け，補聴器型の筋電図測定装置を用いて睡眠時および覚醒時の側頭筋筋活動を測定した．BF群では，設定された閾値以上の筋活動が生じた際には音が鳴るよう設定されていた．測定は両群とも3週間行い，日中と睡眠中に筋電図記録を行った．BF群では2週目の日中にBF訓練を実施し，CO群では筋活動記録のみを実施した．

その結果，睡眠中の筋活動イベント数は，BF訓練期間中および3週目においてBF群がCO群よりも有意に減少していた（図Ca）．この結果は，覚醒時ブラキシズムと睡眠時ブラキシズムを同時に有する場合，覚醒時ブラキシズムを行動変容法によりコントロールすることにより，睡眠時ブラキシズムの軽減効果も得られる可能性があることを示唆している．この効果は，Phasicタイプの筋活動についても同様であったと報告されている[12]（図Cb）．BFを用いた行動変容法によりこのような効果が生じた機序については不明であるが，中枢神経系が何らかの形で関与している可能性があると考えられ，今後のさらなる研究による解明が待たれるところである．

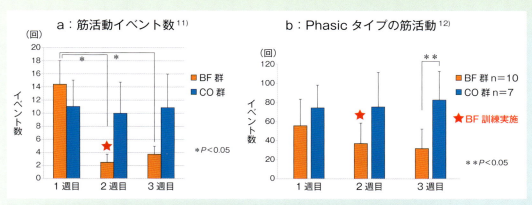

図C 睡眠時におけるBF群とCO群の筋活動イベント数（文献11,12)より引用改変）

きや，咬筋部皮膚の不規則で反復性の膨隆を確認することができる．わかりにくい場合は，人差指から薬指までの3指の腹側を患者の両咬筋部に当ててしばらく観察していると，反復性の過剰な咬筋活動を確認することができる．このような場合は閉口筋のジストニアあるいはジスキネジアが疑われる（Column 12）．

Column 12 | ジストニア・ジスキネジア

　ジストニア（一定の姿勢を取り続ける状態）およびジスキネジア（動き続けてしまう状態）は，骨格筋が自分の意思とは無関係に収縮してしまい（不随意運動），身体の一部が勝手に固定されてしまったり（ジストニア），不規則な動きを生じたり（ジスキネジア）する現象である．頸部筋の不随意運動により生じる痙性斜頸や，ペンなどで文章を書こうとした際に手首が曲がってしまう書痙が有名で，ピアニストが演奏しようとすると指がこわばってしまい演奏することができなくなるといった現象もある．

　このようなジストニア・ジスキネジアは，顎口腔領域にも生じることがあり，繰り返し口をすぼめてしまう，舌が左右に動いてしまう，口をモグモグしてしまうなどの行動が出現する．また，咀嚼筋に不随意運動が生じると，クレンチングやグラインディングなどの行動が出現する．いずれも本人の意思に反して生じてしまう行動である．

参考文献

1) レイモンド・G・ミルテンバーガー著，園山繁樹・他訳. 行動変容法入門. 二瓶社；2006.
2) Yamaguchi T et al. Portable and wearable electromyographic devices for the assessment of sleep bruxism and awake bruxism：A literature review. Cranio. 2023；41：69-77.
3) Watanabe A et al. Effect of electromyogram biofeedback on daytime clenching behavior in subjects with masticatory muscle pain. J Prosthodont Res. 2011；55：75-81.
4) Shiffman S et al. Ecological momentary assessment. Annu Rev Clin Psychol. 2008；4：1-32.
5) Graf H. Bruxism. Dent Clin North Am. 1969；13：659-65.
6) Vieira MA et al. Effectiveness of Biofeedback in Individuals with Awake Bruxism Compared to Other Types of Treatment：A Systematic Review. Int J Environ Res Public Health. 2023；20：1558.
7) Takeuchi-Sato T et al. Efficacy of an email-based recording and reminding system for limiting daytime non-functional tooth contact in patients with temporomandibular disorders：A randomized controlled trial. J Oral Rehabil. 2020；47：158-63.
8) Boscato N et al. Role of occlusal factors on probable bruxism and orofacial pain：Data from the 1982 Pelotas birth cohort study. J Dent. 2021；113：103788.
9) Pereira MC et al. Frequency of awake bruxism behaviour in orthodontic patients：Randomised clinical trial：Awake bruxism behaviour in orthodontic patients. J Oral Rehabil. 2021；48：422-9.
10) Anna C et al. Effects of orthodontic aligners on the ecological report of awake bruxism. J Oral Rehabil. 2024. Online ahead of print.
11) Sato T et al. Electromyogram biofeedback training for daytime clenching and its effect on sleep bruxism. J Oral Rehabil. 2015；42：83-9.
12) Murakami KS et al. Daytime masticatory muscle electromyography biofeedback regulates the phasic component of sleep bruxism. J Oral Rehabil. 2020；47：827-33.

6 小児のブラキシズムへの対応

宮脇正一・前田 綾・渡邉温子・中川祥子・成 昌建

　小児の睡眠時ブラキシズムは，成人よりも高頻度で認められ[1-5]，ときどき患者の保護者から「眠っているときに子どもが歯ぎしりをするのですが大丈夫ですか？」という質問を受ける．本節では，このような質問に答えられるよう，また，小児のブラキシズム患者に対して適切な指導や治療などを行うことができるよう，矯正歯科を専門とする筆者らがこれまで診療室などで経験してきたことに加えて，筆者らの研究を含むこれまで報告されてきた知見に基づき，小児の睡眠時ブラキシズムについて，その概要，頻度，関連因子，治療・管理の方法ならびに歯科医師が押さえておくべき重要なポイントについて記す．

1 概要

　睡眠時ブラキシズムは，睡眠障害の国際分類では睡眠関連運動障害に分類され，睡眠時に発生する歯ぎしりや噛みしめを特徴とする反復性の咀嚼筋活動と定義されており，診断には，問診による自覚症状や歯の咬耗（歯のすり減り）などの臨床所見に加えて，多用途睡眠計（PSG）検査による歯ぎしり音や咀嚼筋活動を解析すること（図1）がゴールドスタンダードとなっている[6-8]．しかし，入院を要するPSG検査を小児に行うのは困難である場合が多いことから，小児の睡眠時ブラキシズムの診断には，必然的に保護者への問診や臨床所見の重要性が高くなると考える．

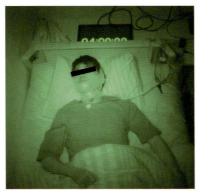

図1　睡眠時ポリグラフ（PSG）による検査風景の一例

小児のブラキシズム患者に一般的に認められる所見や症状として，保護者らの歯ぎしり音の指摘に加え，歯の咬耗（歯のすり減り），特に乳犬歯の咬耗（図2）ならびに頭痛が報告されている[9]．したがって，これまで歯ぎしり音や歯の咬耗などの何らかの症状が認められれば，臨床的に睡眠時ブラキシズムと診断されてきた[7,10]．一方，最近のシステマティックレビューによると，歯の咬耗は小児における睡眠時ブラキシズムの主要な症候ではなく，睡眠時ブラキシズムは，遺伝，学校生活や情緒的機能，スマートフォンやテレビの長時間の視聴（スクリーンタイムの過多），母親の不安や家族構成，食事，睡眠行動や睡眠構造の変化，睡眠呼吸障害との関連性が示唆されている[6]．実際，筆者らの診療室でも，保護者からよく歯ぎしりをすると指摘された患者において，歯に咬耗がほとんど認められなかった例もある（図3）．したがって，現在，小児においては，咬耗の有無のみで睡眠時ブラキシズムを診断するのは避けたほうが良く，PSG検査などの診断精度の高い検査が行えない小児においては，保護者による歯ぎしり音の指摘が睡眠時ブラキシズムの診断の最も確かな根拠資料なると思われる．そのため，保護者に対して十分な問診を行うことが，小児の睡眠時ブラキシズムを診断するうえで重要な鍵となると考える．

　小児の睡眠時ブラキシズムの原因について，以前は咬み合わせの悪さがその原因として考えられていたが，現在は完全に否定されており，ブラキシズムの発生には多因子が関与すると考えられている[6,11,12]．ちなみに，筆者らの診療室においても，叢生（図4）

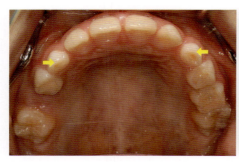
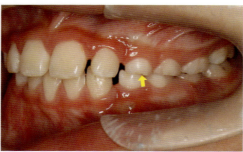

図2　歯の咬耗の一例
特に乳犬歯に著しい咬耗（矢印）が認められる．

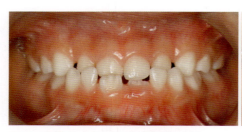
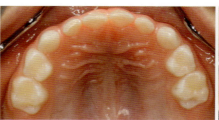
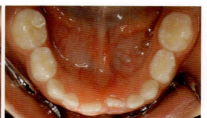

図3　小児のブラキシズム患者の一例
保護者によると歯ぎしりをよくするそうだが，歯の咬耗がほとんど認められなかった．

対応・治療
小児のブラキシズムへの対応 **V-6**

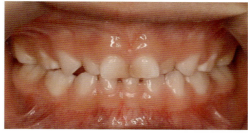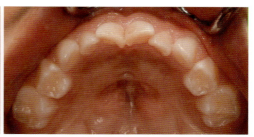

図4　乳歯の叢生の一例
前歯部に軽度の叢生と交叉咬合が認められる．

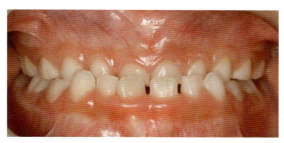

図5　反対咬合の一例
6前歯に逆被蓋が認められる．

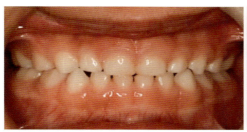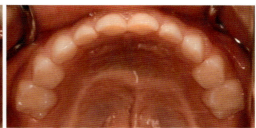

図6　個性正常咬合の一例
逆被蓋は認められない．

や反対咬合（図5）などの不正咬合を伴う患者だけでなく，個性正常咬合を有している者（図6）にもブラキシズムが発生することがある．また，過去の報告によると，開咬，過蓋咬合ならびに交叉咬合が，睡眠時ブラキシズムと関連していたとする報告[13-15]もあるが，不正咬合とブラキシズムとの間に関連性がなかったという報告もある[16]．また，小児において，分離不安といわれる愛着のある対象者と離れる場合に生じる過剰な不安や緊張などによって，睡眠時ブラキシズムが生じやすくなるという報告もあり，生活環境の変化によるストレスが影響している可能性が指摘されている[17]．そのため，睡眠に関する問診のみならず，家庭環境や学校生活などについても，患者や保護者から注意深く聞き取りを行うことも重要であると考える．

2 ブラキシズムの頻度

　一般集団において，睡眠障害の国際分類における臨床的診断基準[7] に基づいて睡眠時ブラキシズムと診断される者の割合は，11 歳以下の小児では 14〜18％であり，成人においては，20 歳から 50 歳未満の者は約 10％，50 歳以上 60 歳未満の者は約 6％，60 歳以上の者は約 3％であり，成人では平均すると約 8％と報告されている[1-3,5,18,19]．また，最近の報告によると，就学前の 3〜5 歳児の睡眠時ブラキシズムの有病率は，約 30％であると報告されており[4,15]，最も有病率が高かったのは男児（約 60％）と 5 歳児（約 40％）とのことであった[15]．以上より，小児のブラキシズムの有病率は 14〜30％であり，経年的に減少すると考えられる．

3 ブラキシズムの関連因子

　睡眠時ブラキシズムの関連因子として，これまで，成人において，夜食が睡眠時ブラキシズムのリスクを 2〜3 倍高めること[20,21]，喫煙，カフェインおよびアルコールの摂取が睡眠時ブラキシズムのリスクを高めること[22]，また，ストレスの多い生活，抑うつ，不安，内向性，用心深い性格，人への無関心，妥協的でない劣等感など，いくつかの心理学的特徴や人格が関連因子として報告されている[19,23-29]．また，睡眠時ブラキシズムは，遺伝的・家族的傾向があること[30]，肥満の者や注意欠如・多動症（ADHD：attention deficit hyperactivity disorder）の者に多く認められること[4]も報告されている．一方，筆者らは，睡眠時ブラキシズムは嚥下と密接に関連すること[31]，食道粘膜傷害，胸やけ，呑酸（酸を含む胃液が口腔内に逆流すること）などの上部消化器症状のいずれか，または両方を引き起こす胃食道逆流症（胃内容物が食道へ逆流して起こる病気の総称）[32,33]が，睡眠時ブラキシズムと密接に関連することを報告してきており[29,31,34-49]，最近のシステマティックレビューによると，成人の睡眠時ブラキシズムは，小児期のブラキシズムの既往や胃食道逆流症と強い関連があり，その次に，遺伝子多型，慢性片頭痛，年齢，喫煙，アルコールとの関連性が示されている[50]．

　一方，小児においては，盲検化の手続きが難しいことなどにより，信頼性の高い論文が少ないが，システマティックレビューによると，受動喫煙と睡眠障害が睡眠時ブラキシズムと強い関連性があることが示されている[51]．また，2〜6 歳の小児において，不安定な睡眠を示す小児はブラキシズムを発生する可能性が 2.1 倍高く，頭痛のある小児は 1.5 倍高いとのことである[52]．また，小児のブラキシズム患者は，夜驚症，寝言，ねぼけ，夢遊病などのパラソムニアを併発したり，注意力の欠如や多動性などの ADHD 様症状を示したり，ナルコレプシーや ADHD により向精神薬を服用している

対応・治療
小児のブラキシズムへの対応 V-6

小児や睡眠時のてんかん発作時に，睡眠時ブラキシズムが発生する可能性も指摘されている[8,30,53,54]．さらに，2015年から2023年までに発表された小児のブラキシズムに関する文献をまとめた最近のシステマティックレビューによると，自己申告，臨床的評価ならびに検査機器による評価に基づく調査を行った結果，遺伝，学校生活や情緒的機能，スマホやテレビの長時間の視聴，母親の不安や家族構成，食事，睡眠行動や睡眠構造の変化ならびに睡眠呼吸障害は，睡眠時ブラキシズムと関連していたことが示されている．

以上より，小児の睡眠時ブラキシズムの関連因子は多様であり，成人のようにコンセンサスはまだ得られていないが，過去の報告をまとめると，学童期前の小児においては，不安定な睡眠や頭痛，学童期から青年期にかけては，遺伝，学校生活や情緒的機能，スマホやテレビの長時間の視聴，母親の不安や家族構成，食事，睡眠行動や睡眠構造の変化，睡眠呼吸障害，青年期を過ぎると，小児期のブラキシズムの既往，胃食道逆流症，遺伝子多型，慢性片頭痛，年齢，喫煙，アルコールが，睡眠時ブラキシズムと関連していると考えられ，不正咬合や歯の咬耗は主要な症候にはならないと考える[1-3,5,6,8,11,12,16,20-22,50,51]．したがって，小児の睡眠時ブラキシズムは家族的に生じる可能性が高いことに加えて，日常生活や睡眠とも密接に関連していることから，就寝前の食事，受動喫煙，ストレス，睡眠障害ならびに胸やけなどの消化器症状についても，医療面接などでしっかりと把握することが重要と考える[47,55]．

4 ブラキシズムの治療・管理の方法

小児の睡眠時ブラキシズムの治療法について，これまで，心理的なアプローチ，筋肉を弛緩させる緩和療法，理学療法，過大な咬合力による上下顎歯の咬合接触を防ぐためのスプリントやナイトガードを用いるスプリント療法（図7）などが報告されている[55,56]．特に，スプリント療法は，歯の咬耗を防ぎ，咀嚼筋の痛みなどの軽減にも役

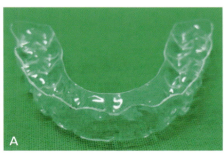 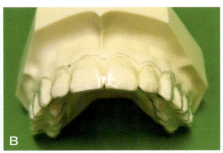

図7　歯の咬合面を覆う可撤式装置の一例
A：熱可塑性樹脂シートで作製した可撤式装置．
B：模型に装置を装着したときの写真．レジンを添加してスプリントなどを作製する．

159

立つことから，日常臨床でしばしば用いられる[47,56-58]．しかし，このような装置は，特に小児において顎の発育や咬合に影響を及ぼす可能性もあるので，長期間の使用については十分な注意が必要である[55,56,59,60]．

また，睡眠時ブラキシズムは，健康な小児にもしばしば認められることから，顎関節症（咀嚼筋障害など）や睡眠障害などの日常生活に支障をきたすような症状が認められない限り，過度に心配する必要はないと考える．一方，日常生活に支障をきたすような症状が認められれば，まず生活習慣の改善を図る．そして，症状が消失する傾向がないと判断した場合は，スプリントなどの歯の咬合面を覆う可撤式装置（図7）を用いた治療をお勧めする．それでも症状の改善の見込みがない場合は，睡眠時ブラキシズムの確定診断が可能なPSG検査を受けることをお勧めする[61]．

筆者らの診療室では，不正咬合の改善に用いる矯正装置（図8）を使用している間は，歯ぎしりや頭痛を認めない場合が多い．また，ブラケットとワイヤーからなるマルチブラケット装置（図9）のような固定式装置を用いた矯正歯科治療中に，睡眠時ブラキシズムの頻度が低下することも報告されている[55]．しかし，装置を撤去した後，しばしば睡眠時ブラキシズムが再発するので，患者と保護者に対しては，今後起こり得ることなどについても説明することが必要と考える[42]．

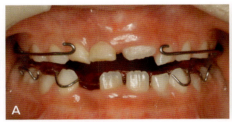 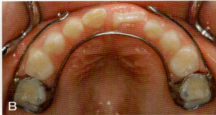 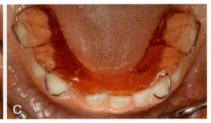

図8　矯正装置の一例
上顎骨の前方成長促進により反対咬合を改善中の症例．矯正装置を使用することにより，歯ぎしりの頻度が減少することがある．
A：上顎にリンガルアーチ，下顎に咬合を挙上する床装置を装着した口腔内写真（正面観）．
B：上顎前方牽引用フック付リンガルアーチ装着時の上顎咬合面観．
C：床装置装着時の下顎咬合面観．

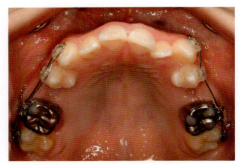

図9　マルチブラケット装置（セクショナルアーチ）の一例
矯正歯科治療中に，睡眠時ブラキシズムの頻度が低下することがある．

5 　歯科医師が押さえておくべき重要なポイント

　小児のブラキシズム患者への対応について，睡眠時ブラキシズムの頻度は成人よりも高く，ときどき日常臨床において保護者から相談を受けることがある．通常は，放置していても問題のない場合が多いため，過剰に心配しないで良いことを，保護者に説明することが最初のポイントとなる．次に，小児の睡眠時ブラキシズムの原因の特定は困難で，多岐にわたること，生活習慣や睡眠環境が影響することなどを説明して，患者や保護者に理解していただくことも重要である[6,8,11,12,20,21,50,51]．医療面接や治療中の会話の中で，患者や保護者から，生活習慣や睡眠環境について正確に聞き出し，それをもとにして，「3 ブラキシズムの関連因子」で記載した関連因子を防ぐ生活習慣の改善や睡眠環境の改善を図ることが望まれる．最後に，成長がほぼ終了した青年期以降の患者において，場合によっては成人と同様のブラキシズムに対する治療や管理などが必要になることもあり得ると考える．

　一方，低年齢児にはあまり認められないが，もしも，歯や顎の痛みや日中の眠気などの学業や日常生活に支障をきたす場合には，スプリントなどの可撤式装置（図 7）を装着することで，これらの症状が改善する可能性があるので，生活習慣や睡眠環境の改善や指導のみで効果がなかった場合には，このような装置の使用を勧めるのも良いと思われる．ただし，矯正歯科治療を目的としないスプリント，例えば睡眠時無呼吸に用いる口腔内装置などの長期使用により，咀嚼筋痛や顎関節症を引き起こす可能性や，場合によっては顎顔面の成長発育に影響を及ぼして咬み合わせが変化することも考えられるので[62-64]，単なる歯ぎしりの治療のためだけに装置を用いる場合には，装置の種類や使用期間に十分な注意を払うとともに，治療前の十分な説明と文書による同意を得ておく必要があると考える．稀に，このような治療を行っても，症状がほとんど改善しない場合もある．その場合は，大学病院などで PSG 検査を行うなどしてブラキシズムの確定診断を行って，病態や原因を明らかにすることが望まれる．

参考文献

1) Kato T et al. Age is associated with self-reported sleep bruxism, independently of tooth loss. Sleep Breath. 2012；16：1159-65.
2) Itani O et al. Disorders of arousal and sleep-related bruxism among Japanese adolescents：a nationwide representative survey. Sleep Med. 2013；14：532-41.
3) Tachibana M et al. Associations of sleep bruxism with age, sleep apnea, and daytime problematic behaviors in children. Oral Dis. 2016；22：557-65.
4) Souto-Souza D et al. Is there an association between attention deficit hyperactivity disorder in children and adolescents and the occurrence of bruxism? A systematic review and meta-analysis. Sleep Med Rev. 2020；53：101330.
5) 白石優季・他.【子どもの睡眠を取り巻く諸問題 - 明るい未来のために -】顎顔面口腔領域からみえる子どもの睡眠（解説）. Progress in Medicine. 2019；39：1215-19.

6) Kato T et al. Topical review : Sleep bruxism and the role of peripheral sensory influences. Journal of Orofacial Pain. 2003 ; 17 : 191-213.

7) Sateia MJ. International classification of sleep disorders 3rd ed. American Academy of Sleep Medicine ; 2014.

8) Restrepo-Serna C, Winocur E. Sleep bruxism in children, from evidence to the clinic. A systematic review. Front Oral Health 2023 ; 4 : 1166091.

9) Soares JP et al. Prevalence of clinical signs and symptoms of the masticatory system and their associations in children with sleep bruxism : A systematic review and meta-analysis. Sleep Med Rev. 2021 ; 57 : 101468.

10) Walters AS et al. The scoring of movements in sleep. J Clin Sleep Med. 2007 ; 3 : 155-67.

11) Lobbezoo F, Naeije N. Bruxism is mainly regulated centrally, not peripherally. J Oral Rehabil. 2001 ; 28 : 1085-91.

12) Kulis A et al. Bruxism--confirmed and potential risk factors. A systematic review of the literature. Schweiz Monatsschr Zahnmed. 2008 ; 118 : 100-7.

13) Ghafournia M et al. Relationship between Bruxism and Malocclusion among Preschool Children in Isfahan. J Dent Res Dent Clin Dent Prospect. 2012 ; 6 : 138-42.

14) Da Costa SV et al. Factors associated with preschool children's sleep bruxism. Cranio. 2021 ; 25 : 1-7.

15) Diéguez-Pérez M et al. Prevalence of Possible Sleep Bruxism and Its Association with Social and Orofacial Factors in Preschool Population. Healthcare (Basel). 2023 ; 11 : 1450.

16) Gomes MC et al. Evaluation of the association of bruxism, psychosocial and sociodemographic factors in preschoolers. Braz Oral Res. 2018 ; 32 : e009.

17) Garmroudinezhad Rostami E et al. High separation anxiety trajectory in early childhood is a risk factor for sleep bruxism at age 7. Sleep. 2020 ; 43 : zsz317.

18) Ohayon MM et al. Risk factors for sleep bruxism in the general population. Chest. 2001 ; 119 : 53-61.

19) Machado NAG et al. The association of self-reported awake bruxism with anxiety, depression, pain threshold at pressure, pain vigilance, and quality of life in patients undergoing orthodontic treatment. J Appl Oral Sci. 2020 ; 28 : e20190407.

20) Lavigne GJ et al. Bruxism physiology and pathology : an overview for clinicians. J Oral Rehabil. 2008 ; 35 : 476-94.

21) Suwa S et al. Sleep bruxism and its relationship to sleep habits and lifestyle of elementary school children in Japan. Sleep and Biological Rhythms. 2009 ; 7 : 93-102.

22) Bertazzo-Silveira E et al. Association between sleep bruxism and alcohol, caffeine, tobacco, and drug abuse : A systematic review. J Am Dent Assoc. 2016 ; 147 : 859-66.

23) Fischer WF et al. Personality characteristics of chronic bruxers. Behav Med. 1993 ; 19 : 82-6.

24) Pierce CJ et al. Stress, anticipatory stress, and psychologic measures related to sleep bruxism. J Orofac Pain. 1995 ; 9 : 51-6.

25) Lavigne GL et al. Cigarette smoking as a risk factor or an exacerbating factor for restless legs syndrome and sleep bruxism. Sleep. 1997 ; 20 : 290-3.

26) Manfredini D et al. Psychic and occlusal factors in bruxers. Aust Dent J. 2004 ; 49 : 84-9.

27) Marthol H et al. Enhanced sympathetic cardiac modulation in bruxism patients. Clin Auton Res. 2006 ; 16 : 276-80.

28) Angelina RS et al. Teeth grinding : Is emotional stability related to bruxism？. J Res Pers. 2010 ; 44 : 402-5.

29) Maeda-Iino A et al. Effects of intra-oesophageal acid infusion and a stress task on masseter muscle activity and autonomic nervous activity in wakefulness. J Oral Rehabil. 2020 ; 47 : 567-76.

30) Gauld C et al. A systematic analysis of ICSD-3 diagnostic criteria and proposal for further structured iteration. Sleep Med Rev. 2021 ; 58 : 101439.

31) Miyawaki S et al. Association between sleep bruxism, swallowing-related laryngeal movement, and sleep positions. Sleep. 2003 ; 26 : 461-5.

32) Iwakiri K et al. Evidence-based clinical practice guidelines for gastroesophageal reflux disease 2015. J Gastroenterol. 2016 ; 51 : 751-67.

33) 日本消化器病学会編. 胃食道酸逆流症（GERD）診療ガイドライン 2015 改訂第 2 版. 南江堂；2015.

34) Miyawaki S et al. Association between nocturnal bruxism and gastroesophageal reflux. Sleep. 2003 ; 26 : 888-92.

35) Miyawaki S et al. Relationships among nocturnal jaw muscle activities, decreased esophageal

pH, and sleep positions. Am J Orthod Dentofacial Orthop. 2004 ; 126 : 615-9.

36) Miyawaki S et al. Salivary flow rates during relaxing, clenching, and chewing-like movement with maxillary occlusal splints. Am J Orthod Dentofacial Orthop. 2004 ; 126 : 367-70.

37) Ohmure H et al. Influence of experimental esophageal acidification on sleep bruxism : a randomized trial. J Dent Res. 2011 ; 90 : 665-71.

38) Ohmure H et al. Influence of experimental oesophageal acidification on masseter muscle activity, cervicofacial behaviour and autonomic nervous activity in wakefulness. J Oral Rehabil. 2014 ; 41 : 423-31.

39) Ohmure H et al. Evaluation of a Proton Pump Inhibitor for Sleep Bruxism : A Randomized Clinical Trial. J Dent Res. 2016 ; 95 : 1479-86.

40) 宮脇正一. 睡眠時ブラキシズムの新たな関連因子：嚥下と胃食道酸逆流. 鹿大紀要. 2006 ; 26 : 1-8.

41) 宮脇正一. 小児期に多く認められるブラキシズム：新たな消化器内科学的考え方について―. 顎機能誌. 2006 ; 13 : 16-20.

42) 宮脇正一・他. 睡眠時ブラキシズムの関連因子. 心療内科. 2007 ; 11 : 278-84.

43) 宮脇正一. 睡眠時ブラキシズムの新たな関連因子. 中・四矯歯誌. 2007 ; 19 : 1-7.

44) 宮脇正一・山本照子. 医学最新情報 胃食道酸逆流とブラキシズムとの新たな関係. デンタルダイヤモンド. 2008 ; 33 : 74-7.

45) 宮脇正一・他. 睡眠時ブラキシズムに対する考え方. 小児歯臨. 2010 ; 15 : 35-49.

46) 宮脇正一・他. Advance 特集 増える逆流性食道炎 ご存知ですか？口腔内疾患との密接な関係／ PART3 逆流性食道炎と歯科とのかかわり. 歯衛士. 2013 ; 37 : 80-3.

47) 宮脇正一・他. SPECIAL EDITION 酸蝕症を考える（1）総論編／酸蝕症とブラキシズム. 小児歯臨. 2014 ; 19 : 38-42.

48) 宮脇正一・他. 顎口腔機能検査法その1（EMG など）睡眠時ブラキシズムと胃食道逆流. 日本顎口腔機能学会編. 新よくわかる顎口腔機能. 医歯薬出版；2017. P.83-5.

49) 宮脇正一・他. 2021 年度春季セミナー講演／ 2. 口腔機能の異常と早期治療の必要性. 東京矯歯会誌. 2021 ; 31 : 140-7.

50) Castoroflorio T et al. Sleep bruxism in adolescents : a systematic literature review of related risk factors. Eur J Orthod. 2017 ; 39 : 61-8.

51) Castroflorio T et al. Risk factors related to sleep bruxism in children : A systematic literature review. Arch Oral Biol. 2015 ; 60 : 1618-24.

52) Nahás-Scocate AC et al. Bruxism in children and transverse plane of occlusion : is there a relationship or not? Dental Press J Orthod. 2014 ; 19 : 67-73.

53) Petit D et al. Dyssomnias and parasomnias in early childhood. Pediatrics. 2007 ; 119 : eI0I6-eI025.

54) Insana SP et al. Community based study of sleep bruxism during early childhood. Sleep Med. 2013 ; 14 : 183-8.

55) Kuang B et al. Associations between sleep bruxism and other sleep-related disorders in adults : a systematic review. Sleep Med. 2022 ; 89 : 31-47.

56) 馬場一美編. まるごとわかるブラキシズム. 医歯薬出版. 2022. P.74-9.

57) Shuren S. Masseter muscle nodule due to bruxism. A case in point. Oral Surg Oral Med Oral Pathol. 1986 ; 62 : 140-1.

58) Gholampour S et al. Finite element analysis of occlusal splint therapy in patients with bruxism. BMC Oral Health. 2019 ; 19 : 205.

59) Giannasi LC et al. Effect of an occlusal splint on sleep bruxism in children in a pilot study with a short-term follow up. J Bodyw Mov Ther. 2013 ; 17 : 418-22.

60) 宮脇正一・他. 子どもの歯ぎしり - 睡眠時ブラキシズムに対する考え方 -. 小児歯臨. 2012 ; 15 : 12-26.

61) Casett E et al. Validity of different tools to assess sleep bruxism : a meta-analysis. J Oral Rehabil. 2017 ; 44 : 722-34.

62) Solanki N et al. Effect of mandibular advancement device on sleep bruxism score and sleep quality. J Prosthet Dent. 2017 ; 117 : 67-72.

63) L Jokubauskas et al. Oral appliances for managing sleep bruxism in adults : a systematic review from 2007 to 2017. J Oral Rehabil. 2018 ; 45 : 81-95.

64) Lissette Cerón et al. Therapies for sleep bruxism in dentistry : A critical evaluation of systematic reviews. Dent Med Probl. 2023 ; 60 : 335-44.

7 矯正治療中のブラキシズムへの対応

宮脇正一・前田　綾・渡邉温子・中川祥子・成　昌建

　不正咬合はブラキシズムの原因ではないが，ブラキシズムが発生した後に何らかの関与があると考えられており，実際，叢生などの一部の不正咬合患者にブラキシズムが多く認められると報告されている．また，矯正歯科治療（以下，矯正治療）中においては，矯正装置の装着によってブラキシズムの発生や頻度が変化することが報告されている．本節では，不正咬合と睡眠時ブラキシズムとの関連，矯正装置がブラキシズムに及ぼす影響，矯正治療中のブラキシズム患者への対応ならびに歯科医師が押さえておくべき重要なポイントについて記す．

1 不正咬合と睡眠時ブラキシズムとの関連

　不正咬合とブラキシズムとの関連について，以前は咬合がブラキシズムの原因であると考えられていたが，現在は完全に否定されており[1,2]，ブラキシズムの発生には多因子が関与していることが知られている[3-10]．

　一方，不正咬合は，ブラキシズムの原因ではないものの，歯根膜感覚が咀嚼筋活動に何らかの影響を及ぼすことから，ブラキシズムが発生した後，咬合が咀嚼筋活動に影響していることが示唆されている[7-10]．最近のシステマティックレビューによると，睡眠時ブラキシズムは，アングルのⅠ級，Ⅱ級，Ⅲ級のそれぞれの不正咬合との関連は認められないが，小児の臼歯部交叉咬合や叢生との間に弱い関連があると報告されており，叢生を有する者に睡眠時ブラキシズムが多く認められるとする報告もある[11]．しかし，不正咬合がブラキシズムの原因ではないことから，あくまでも関連があるということしか言えない．また，矯正治療による不正咬合の改善がブラキシズムの発生を抑制するというエビデンスはないため，ブラキシズムの治療を目的として，不可逆的な矯正治療を選択することは絶対に避けるべきだと考える．そして，「2 矯正装置がブラキシズムに及ぼす影響」に記しているように，矯正装置がブラキシズムに何らかの影響を及ぼしていることが示唆されているが，矯正装置によってブラキシズムがどのように変化するのかいまだ正確なことはわかっていないことについても，患者に十分説明しておく必要があると考える．

対応・治療 V-7
矯正治療中のブラキシズムへの対応

2 矯正装置がブラキシズムに及ぼす影響

　矯正治療中に，ブラキシズムの発生や頻度が変化することが報告されている．矯正装置と睡眠時ブラキシズムとの関連について，最近のシステマティックレビューによると，固定式矯正装置による治療を受けた患者（7～16歳）では，ブラキシズムと頭痛の減少が認められ[12-14]，6～8か月間の上顎急速拡大装置による矯正歯科治療を受けた患者（4～14歳）においても，ブラキシズムの減少が認められたと報告されている[13-16]．その理由として，矯正歯科治療により移動した歯は，咬合接触に対して敏感であり，それがブラキシズムの減少に繋がったと考察されている[13,14,17]．一方，矯正装置装着後に睡眠時ブラキシズムが増加することも報告されており，固定式矯正装置の装着によって患者の不安が高まり，それによるQOLの低下がブラキシズムを発生させると考察されている[12,18-20]．最近では，可撤式矯正装置であるアライナー型矯正装置も普及しており，装着後6か月以内で一時的に咬筋活動が増加するものの，元に戻ることが報告されており，一過性の現象であると考えられている[21]．この研究では，矯正治療が必要でブラキシズムを認める若年成人患者を対象とした無作為化比較試験を行っているが，睡眠時ブラキシズムの指数への影響に対して，咬合スプリントとアライナー型矯正装置の違いは認められなかった．これは，矯正治療による歯の移動の有無に関わらず，装置装着そのものがブラキシズムの発生に関与しており，生体の順応とともに，減少する可能性を示唆している[21]．

　覚醒時ブラキシズムについても，同様のことが報告されている．固定式装置（マルチブラケット装置）と可撤式装置（アライナー型矯正装置）を用いた治療による覚醒時ブラキシズムと関連した口腔活動の頻度を比較した研究によると，6か月間の観察期間では有意の差を認めなかった．しかし，固定式装置では，ブラキシズムの自覚症状が装着後1か月で減少し，その後，数か月で元に戻るとことが明らかとなった[14,22]．可撤式装置では，この観察期間に変化がなかったことから，固定式装置によるブラケットやワイヤーの物理的な違和感や不快感が無意識による生体の防御反応を引き起こし，一時的にブラキシズムは減少するが，患者が装置に慣れるにつれてブラキシズムの頻度が装置装着前に戻るのではないかと考察されている[22]．また，覚醒時の歯ぎしりなど，パラファンクションを高頻度で認められる者は，咬合感受性が増加していることが示唆されている[23]．このことから，咬合感受性の高い患者が矯正治療を受ける場合，矯正装置，特にマルチブラケット装置のような固定式装置（図1）を装着した際に，一時的にブラキシズムの発生頻度が減少するものの，6か月程度で元に戻る可能性があるといえる．筆者らの診療室においても，矯正治療前にブラキシズムの自覚があった患者が，矯正装置を使用している間，ブラキシズムが一時的に発生しなくなることや，矯正装置を撤去した後にブラキシズムが再発したことなどを経験している（図2）．したがって，矯正治

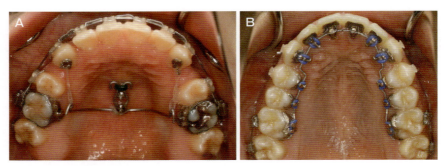

図1 矯正装置の一例
A：歯科矯正用アンカースクリューを併用したマルチブラケット装置．
B：リンガルブラケット矯正法．

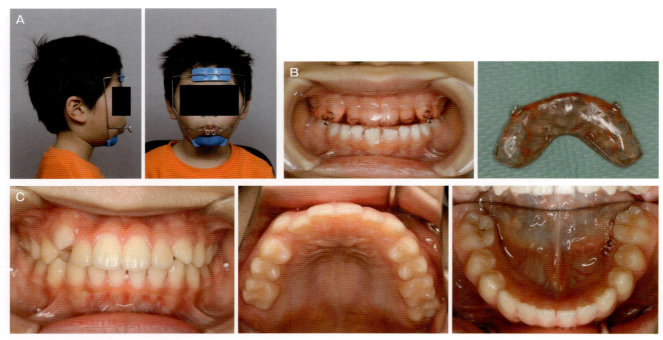

図2 矯正装置の撤去により睡眠時ブラキシズムが再発した例
上顎骨の前方成長促進により反対咬合を改善した症例で，矯正歯科治療中はブラキシズムをほとんど認めなかったが，装置を撤去するとブラキシズムが再発したとのことであった．
A：上顎前方牽引装置の装着時の顔面写真（患者の同意書取得済み）．
B：上顎に床装置を装着したときの口腔内写真（正面観）とその装置の写真．
C：装置撤去後の口腔内写真（正面観と咬合面観）．

療前に，矯正装置によって一時的にブラキシズムの発生や頻度に変化が生じることについて，患者と保護者に十分説明しておくことが重要と考える[9]．

対応・治療 V-7
矯正治療中のブラキシズムへの対応

3　矯正治療中のブラキシズム患者への対応

　矯正治療中に，ある特定の歯が早期接触を生じることがある．早期接触が生じると，咀嚼やブラキシズムなどによって早期接触歯に過大な力が加わって歯肉退縮や歯根吸収を生じることがある[24,25]．また，場合によっては顎関節に異常な力が加わるなどして，顎関節症が生じることもある[24,25]．したがって，矯正治療中には，来院ごとに咬合接触状態や歯の動揺度などを調べるなどして，早期接触の有無を把握するとともに，ブラキシズムの有無を患者や保護者らに尋ねて，もしも矯正治療中に早期接触歯が認められれば，臼歯の咬合面へのレジン築盛（図3）や，臼歯部の咬合面を覆う小さなスプリントなどを接着することにより，咬合挙上して，早期接触をなくして歯肉退縮などを防ぐ必要があると考える[24,25]．

　一方，前述したように，固定式矯正装置を装着すると，移動した歯が咬合接触に対してより過敏となることや，装置への適応などの問題からブラキシズムの頻度が減少する可能性はある[13,17]．しかし，時間とともにブラキシズムが再発する可能性があること，逆に固定式矯正装置の装着によって患者を不安にさせるなどの心理的な問題がブラキシズムの頻度を増加させる可能性もある[12,18-20]．したがって，矯正治療中にはブラキシズムの頻度が変化する可能性があるので，来院ごとにブラキシズムの有無を患者や保護者に尋ねることが望ましいと考える．

　以上より，矯正装置の装着後にブラキシズムの頻度が減少する可能性は考えられるが，場合によってはブラキシズムの頻度が増加することもあることから，歯肉退縮などの偶発症を防ぐためにも，矯正治療中に歯の早期接触とブラキシズムの有無を把握して，早期接触の可能性があれば，一時的に臼歯の咬合面へのレジン築盛などの処置が必要になると考える（図3）．矯正装置撤去後の保定中においては，ブラキシズムが再発することがしばしば起こり得るので，ブラキシズムが疑われた患者に対しては，保定装置を兼

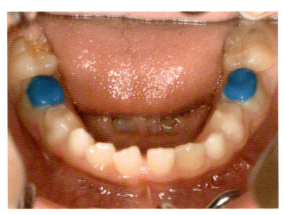

図3　咬合挙上の一例
前歯部の早期接触を防ぐために，臼歯部にレジンを盛って咬合を挙上している．

ねたスプリントを用いることも検討すべきだと考える．また，ブラキシズム患者に固定式保定装置を用いると，ブラキシズムによって保定装置が破損しやすくなることが報告されている[26]ので，このような患者には，矯正治療後，可撤式保定装置を用いることが望ましいと考える．

4 歯科医師が押さえておくべき重要なポイント

矯正治療中のブラキシズムへの対応について，まず，不正咬合はブラキシズムの原因ではないことを，患者にしっかりと説明して理解していただくことが重要である．不正咬合の改善が，ブラキシズムの改善に繋がると信じている歯科医師も少なからず存在するため，間違った情報を患者に伝えた場合，矯正治療後に患者とのトラブルが生じる可能性があるので十分な注意が必要である．一方，叢生などの一部の不正咬合患者にブラキシズムが多く認められるとする報告があるため，ブラキシズムを伴う患者には，そのことを正確に伝えることが望まれる．

次に，矯正治療中に，ブラキシズムの発生や頻度が変化することについても，治療前に説明しておく必要があると考える[26,27]．矯正装置，特に固定式矯正装置の装着によって，一時的にブラキシズムの頻度が減少することがあるが，装置や治療に慣れてきた6か月を過ぎる頃から，元に戻る可能性がある[14,22]．一方，矯正装置の装着が患者の不安を増加させて，患者のQOLを低下させ，それによってブラキシズムが発生することも報告されている[12,18-20]．したがって，固定式矯正装置の装着によって一時的にブラキシズムの頻度が減少することや，心理的要因によりブラキシズムの頻度が増加するという逆の現象が生じる可能性についても，歯科医師が十分理解し，両方の可能性について事前に患者に説明しておくことも重要と考える．

最後に，矯正治療中に歯の早期接触を生じた場合にブラキシズムが発生すると，歯肉退縮や歯根吸収などを引き起こすことがあるので，それを防止するために，臼歯の咬合面へのレジン築盛などの処置（図3）を行うことも必要である．そして，保定中にブラキシズムが再発した場合は，破損する可能性の高い固定式保定装置ではなくて可撤式保定装置を用いることや，保定装置を兼ねたスプリントを用いることも検討すべきだと思われる[26]．ただし，固定式保定装置を適用すべき症例もあるので，その場合には，事前に破損する可能性が高いなどの説明を治療前にしておくことが望まれる．このように，矯正治療中にブラキシズムの発生や頻度が変化するため，その対応も複雑だが，さまざまな状況を想定して，来院ごとに歯の動揺度の検査やブラキシズムの有無の確認などを行い，歯肉退縮や歯根吸収等を可能な限り防ぐことが望まれる．

参考文献

1) Lobbezoo F, Naeije N. Bruxism is mainly regulated centrally, not peripherally. J Oral Rehabil. 2001 ; 28 : 1085-91.

2) Gomes MC et al. Evaluation of the association of bruxism, psychosocial and sociodemographic factors in preschoolers. Braz Oral Res. 2018 ; 32 : e009.

3) Kato T et al. Topical review : Sleep bruxism and the role of peripheral sensory influences. Journal of Orofacial Pain. 2003 ; 17 : 191-213.

4) Kulis A et al. Bruxism--confirmed and potential risk factors. A systematic review of the literature. Schweiz Monatsschr Zahnmed. 2008 ; 118 : 100-7.

5) Lobbezoo F et al. Bruxism defined and graded : An international consensus. J Oral Rehabil. 2013 ; 40 : 2-4.

6) Polmann H et al. Association between sleep bruxism and stress symptoms in adults : A systematic review and meta-analysis. J Oral Rehabil. 2021 ; 48 : 621-31.

7) 宮脇正一. 睡眠時ブラキシズムの新たな関連因子：嚥下と胃食道酸逆流. 鹿大紀要. 2006 ; 26 : 1-8.

8) 宮脇正一・他. 睡眠時ブラキシズムの関連因子. 心療内科 2007 ; 11 : 278-84.

9) 宮脇正一・山本照子. 医学最新情報 胃食道酸逆流とブラキシズムとの新たな関係. デンタルダイヤモンド. 2008 ; 33 : 74-7.

10) 宮脇正一・他. 睡眠時ブラキシズムに対する考え方. 小児歯臨. 2010 ; 15 : 12-26.

11) Ribeiro-Lages MB et al. Is there association between dental malocclusion and bruxism? A systematic review and meta-analysis. J Oral Rehabil. 2020 ; 47 : 1304-18.

12) Manfredini D et al. Anxiety symptoms in clinically diagnosed bruxers. J Oral Rehabil. 2005 ; 32 : 584-8.

13) Chisini LA et al. Interventions to reduce bruxism in children and adolescents : a systematic scoping review and critical reflection. Eur J Pediatr. 2020 ; 179 : 177-89.

14) Kuang B et al. Associations between sleep bruxism and other sleep-related disorders in adults : a systematic review. Sleep Med. 2022 ; 89 : 31-47.

15) Giannasi LC et al. Effect of a rapid maxillary expansion on snoring and sleep in children : a pilot study. Cranio. 2015 ; 33 : 169-73.

16) Bellerive A et al. The effect of rapid palatal expansion on sleep bruxism in children. Sleep Breath. 2015 ; 19 : 1265-71.

17) Egermark I, Rönnerman A. Temporomandibular disorders in the active phase of orthodontic treatment. J Oral Rehabil. 1995 ; 22 : 613-8.

18) Carr AJ et al. Measuring quality of life. Is quality of life determined by expectations or experience?. BMJ. 2001 ; 322 : 1240-3.

19) Prado IM et al. Sleep bruxism and orthodontic appliance among children and adolescents : a preliminary study. J Sleep Disord Ther. 2016 ; 5 : 1-7.

20) Prado IM et al. Study of Associated Factors With Probable Sleep Bruxism Among Adolescents. J Clin Sleep Med. 2018 ; 14 : 1369-76.

21) Castroflorio T et al. Effects of clear aligners on sleep bruxism : randomized controlled trial. J Biol Regul Homeost Agents. 2018 ; 32 : 21-9.

22) Pereira NC, et al. Frequency of awake bruxism behaviour in orthodontic patients : Randomised clinical trial : Awake bruxism behaviour in orthodontic patients. J Oral Rehabil. 2021 ; 48 : 422-9.

23) Michelotti A et al. Occlusion, orthodontics, and temporomandibular disorders : Cutting edge of the current evidence. J World Fed Orthod. 2020 ; 9 : S15-8.

24) 宮脇正一・他. 2021 年度春季セミナー講演／2. 口腔機能の異常と早期治療の必要性. 東京矯歯会誌. 2021 ; 31 : 140-7.

25) 馬場一美編. まるごとわかるブラキシズム. 医歯薬出版 ; 2022. P.74-9.

26) Labuneț A et al. Bruxism's Implications on Fixed Orthodontic Retainer Adhesion. Dent J (Basel). 2022 ; 10 : 141.

27) Miyawaki S et al. Salivary flow rates during relaxing, clenching, and chewing-like movement with maxillary occlusal splints. Am J Orthod Dentofacial Orthop. 2004 ; 126 : 367-70.

おわりに

Postscript

　筆者がブラキシズム研究に携わりはじめて，すでに30年以上が経過した．この間，国内外の研究者と切磋琢磨しながら，ブラキシズムのメカニズム解明，診断，臨床的対応に関するさまざまな研究に取り組んできた．具体的には，ブラキシズム関連のバイオメカニズム研究を皮切りに，睡眠時ブラキシズムに関連する遺伝子多型の発見，iPS細胞を用いた疾患モデルの構築，クロニジンを対象とした二重盲検ランダム化比較試験，バイブレーションバイオフィードバック治療法の開発などを行ってきた．多くの研究仲間とともに一喜一憂しながら研究を遂行し，その成果をさまざまな形で報告してきた．しかし，本書をまとめながらあらためて実感したのは，ブラキシズム研究がいまだ途上にあり，さらなる努力が求められるということである．

　日々の診療では，目の前の患者に真摯に向き合い，最新のエビデンスを参照しながら，これまで培ってきた臨床経験，知識，技術を最大限に活用して治療にあたっている．また，研究活動を通じて得られる成果が，一人でも多くの患者の健康増進に役立つことを願い，今後も研究に邁進する決意を新たにしている．実際に，これまでの反省を踏まえ，国内7施設と共同で全国規模でReal World Dataを自動収集し，共有するレポジトリーを構築するプロジェクトを進めている．このデータをビッグデータ化し，AI解析に活用する仕組みも整備しつつある．

　こうした研究と臨床の日々を長年にわたり続けられたのは，東京医科歯科大学（現・東京科学大学），昭和大学（現・昭和医科大学），UCLA，USCの恩師，先輩，同輩，後輩の教えと支えがあったからである．歯学は人生を懸けるに値する学問であるとあらためて実感し，歯学研究，臨床，教育に携われる幸運に深く感謝しながら，筆を置く．

馬場一美

索引

あ

圧痛検査 ……………………………… 97
アプリケーション …………………… 99, 148
アローザル …………………………… 20
安静空隙 ……………………………… 36, 96

い

為害作用 ……………………………… 52, 63
医原性覚醒時ブラキシズム ………… 42
医原性睡眠時ブラキシズム ………… 31, 109
意識化訓練 …………………………… 147
一過性の覚醒 ………………………… 20
遺伝子多型 …………………………… 22
インプラント ………………………… 57, 74

う

ウェアラブル筋電計 ………………… 78, 88

え

エプワース眠気尺度 ………………… 110

お

オーバーデンチャー様デザイン …… 131
オーラルアプライアンス …………… 109

か

ガイド ………………………………… 118
顎関節症 ……………………… 41, 62, 64, 67, 94, 97
覚醒時ブラキシズムのリスクファクター …… 30
間欠性ロック ………………………… 62, 86
患者の自覚 …………………………… 81, 93
関節円板転位 ………………… 62, 67, 68, 86

き

義歯 …………………………………… 40, 128
義歯床下粘膜 ………………………… 72
強化 …………………………………… 150

競合反応訓練 ………………………… 150
矯正治療 ……………………………… 160, 164
頬粘膜圧痕 …………………………… 98
緊張性歯根膜咬筋反射 ……………… 27
筋電図検査 …………………………… 98
筋紡錘 ………………………… 27, 29, 38

く

グラインディング …………… 32, 50, 82, 118
クリック ……………………………… 62, 85
クレンチング ……… 32, 33, 46, 49, 85, 116

け

欠損歯列 ……………………………… 58, 128
犬歯誘導 …………………… 49, 50, 55, 115, 118

こ

交感神経原性咬筋反射 ……………… 29
咬合違和感 …………………………… 41
咬合挙上 ……………………… 42, 122, 167
咬合接触 ……… 40, 46, 58, 85, 116, 128, 165
咬頭嵌合位 …………………………… 46, 123
行動変容法 …………………………… 143
咬耗 ………………… 51, 52, 73, 82, 128, 156
根面板 ………………………………… 58, 128

さ

再灌流 ………………………… 66, 71, 72
最大開口 ……………………………… 97

し

歯牙接触癖 …………………………… 12, 27
歯冠修復物 …………………………… 53
歯根破折 ……………………… 55, 73, 128
歯根膜 ………………………………… 72
歯周病 ………………………… 56, 69, 98
ジスキネジア ………………………… 154
ジストニア …………………………… 154

姿勢	37	組織酸素飽和度	65
支台築造（コア）材料	135	咀嚼筋痛	65
失活歯	55		

習慣逆転法	144
習癖行動	144
習癖障害	144
小児	155
診断	78, 92
診断アルゴリズム	86, 100
心理社会的要因	38

た

対診 … 152

ち

知覚過敏症 … 70
力の合理的配分 … 116, 119

て

低酸素 … 66, 71, 72

と

動機づけ方略 … 146

す

睡眠 … 18, 105
睡眠衛生指導 … 25, 106
睡眠時ブラキシズムの分類 … 31, 90
睡眠時ブラキシズムのリスクファクター
　　　　　　　　　　21, 24, 90, 104
睡眠時無呼吸症候群 … 109, 124
睡眠周期 … 19
睡眠段階 … 18
睡眠同伴者 … 61, 81
睡眠ポリグラフ … 18, 78, 155
スプリントの咬合関係 … 115
スプリントの種類 … 120
スプリントの短期的抑制効果 … 112
スプリント様デザイン … 131
スプリント療法 … 104, 112, 159
スポーツ … 42

に

日内変動 … 86, 94
認知行動療法 … 141

の

ノンレム睡眠 … 18

は

バイオフィードバック … 125, 149, 153
バイオメカニズム … 46
反対咬合 … 157

ひ

非作業側咬合接触 … 49, 119
非復位性関節円板転位 … 62
病態生理 … 18, 27
標的行動 … 143

せ

生態学的経時的評価 … 99, 144
セラミックス … 53, 138
セラミックスのチッピング … 53, 57, 73, 138

そ

叢生 … 156
側方咬合位 … 49, 85, 118
側方咬合接触 … 118

ふ

復位性関節円板転位 … 62
不正咬合 … 157, 164

プラークコントロールとフォースコントロール
.... 10

ま

マイクロアローザル 20
マテリアル 135

め

メタルコア 136

も

モノリシックジルコニア 54, 139
問診 78, 92

や

夜間用義歯 128

り

臨床診断基準 80

れ

レジンコア 136
レム睡眠 18

数字

1次性覚醒時ブラキシズム（TCH） 36
1次性睡眠時ブラキシズム 31, 106
2次性覚醒時ブラキシズム（TCH） 36
2次性睡眠時ブラキシズム 31, 109

欧文

Behavior Modification 143
Definite Awake Bruxism（Def-AB） 92, 98
Definite Sleep Bruxism（Def-SB） 78
Ecological Momentary Assessment（EMA）
.... 99, 144
Habit Disorder 144

Habit Reversal 144
Night Denture 128
Phasic Episode 32
Possible Awake Bruxism（Pos-AB） 92, 93
Possible Sleep Bruxism（Pos-SB） 78
Probable Awake Bruxism（Prob-AB）
.... 92, 96
Probable Sleep Bruxism（Prob-SB） 78
Target Behavior 143
Tonic Episode 32
Tooth Contacting Habit（TCH）
.... 12, 27, 34, 93, 145
TRPA1（Transient Receptor Potential A1）
.... 65, 71
γ運動ニューロン 27, 29, 38

編著者一覧

編著者

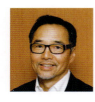

馬場 一美
Kazuyoshi Baba

昭和医科大学歯科病院 歯学部長
昭和医科大学歯学部歯科補綴学講座 教授

1986年	東京医科歯科大学歯学部卒業
1991年	東京医科歯科大学大学院修了(歯学博士)
1996年	文部省在外研究員米国UCLA
2007年	昭和大学 教授(現職)
2019〜2023年	昭和大学歯科病院 病院長・昭和大学執行役員
2021〜2023年	日本補綴歯科学会 理事長
2023年	昭和大学 歯学部長・理事
2025年	昭和医科大学 歯学部長・理事

【執筆協力者】

小原大宜
昭和医科大学歯学部歯科補綴学講座

前嶋康平
昭和医科大学歯学部歯科補綴学講座

佐藤太朗
昭和医科大学歯学部歯科補綴学講座

奥原志織
昭和医科大学歯学部歯科補綴学講座

松山萌美
昭和医科大学歯学部歯科補綴学講座

著者

西山 暁
Akira Nishiyama

東京科学大学大学院
医歯学総合研究科総合診療歯科学分野 准教授
東京科学大学病院顎関節症外来 診療科長

1995年	東京医科歯科大学歯学部卒業
1999年	東京医科歯科大学大学院修了(歯学博士)
2002年	東京医科歯科大学部分床義歯補綴学分野 助教
2016年	東京医科歯科大学口腔顔面痛制御学分野 講師 東京医科歯科大学歯学部附属病院顎関節治療部 診療科長
2021年	東京医科歯科大学総合診療歯科学分野 准教授
2024年	東京科学大学総合診療歯科学分野 准教授 東京科学大学病院顎関節症外来 診療科長

著者

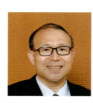

宮脇正一
Shouichi Miyawaki

鹿児島大学大学院
医歯学総合研究科歯科矯正学分野 教授

1989年	大阪大学歯学部卒業
1994年	大阪大学大学院歯学研究科修了(博士(歯学))
1997年	奈良県立医科大学口腔外科学講座 助手
1999年	岡山大学歯学部附属病院 講師
2001〜2002年	モントリオール大学 客員研究員
2005年	岡山大学大学院医歯学総合研究科 助教授
2005年	鹿児島大学大学院医歯学総合研究科 教授(現職)
2008〜2010年	同口腔先端科学教育研究センター長
2011〜2016年	鹿児島大学大学院医歯学総合研究科 副研究科長
2016〜2020年	鹿児島大学 歯学部長

【共著者】

前田 綾
鹿児島大学大学院医歯学総合研究科歯科矯正学分野 講師

渡邉温子
鹿児島大学大学院医歯学総合研究科歯科矯正学分野 客員研究員

中川祥子
鹿児島大学大学院医歯学総合研究科歯科矯正学分野 助教

成 昌建
鹿児島大学病院矯正歯科 医員